欧洲血站标准
操作规程

（第1.1版）

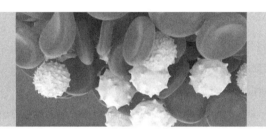

欧洲血站标准操作规程项目组成员　著

北京市红十字血液中心　等　译

中国标准出版社

北　京

图书在版编目（CIP）数据

欧洲血站标准操作规程／欧洲血站标准操作规程项目组成员著；北京市红十字血液中心等译．—北京：中国质量标准出版传媒有限公司，2023.12

书名原文：Manual—European standard operating procedure（SOP）

ISBN 978－7－5026－5317－0

Ⅰ．①欧…　Ⅱ．①欧…②北…　Ⅲ．①输血站—技术操作规程—欧洲　Ⅳ．①R457.1-65

中国国家版本馆 CIP 数据核字（2023）第 246278 号

北京市版权局著作权合同登记号：图字 01-2023-4617

中国质量标准出版传媒有限公司
中 国 标 准 出 版 社　出版发行

北京市朝阳区和平里西街甲 2 号（100029）

北京市西城区三里河北街 16 号（100045）

网址：www.spc.net.cn

总编室：（010）68533533　发行中心：（010）51780238

读者服务部：（010）68523946

中国标准出版社秦皇岛印刷厂印刷

各地新华书店经销

*

开本 787×1092　1/16　印张 7.5　字数 133 千字

2023 年 12 月第一版　2023 年 12 月第一次印刷

*

定价　70.00　元

出版声明

本书由欧洲血站标准操作规程（EU-Q-Blood SOP）项目组成员撰写，由欧盟委员会（European Commission）、卫生和消费者保护总局（Health and Consumer Protection Directorate General）、公共卫生和风险评估理事会（Public Health and Risk Assessment Directorate）共同资助，资助协议编号 NO. 2004217（2006—2007 年）。

本书提供了有关质量体系文件结构的有价值的信息和指导。因此，本书的内容被纳入欧盟资助的血液机构检查通用标准和标准项目。

有关本书的信息，包括更新版本、项目组成员组织的国家培训课程或专题研讨会，可从 EuBIS 项目的网站（www. eubis-europe. eu）获取。

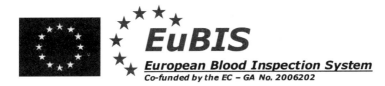

EuBIS 项目由欧洲血液联盟（European Blood Alliance，EBA）支持。

免责声明

本书的内容不完全代表欧盟委员会的观点。欧盟委员会或任何代表欧盟委员会行事的个人均不对本书的任何用途负责。

编辑和项目参与者对本书信息的使用不承担任何责任。

翻译委员会

主 译

邱 艳（QIU Yan）北京市红十字血液中心（Beijing Red Cross Blood Center）

徐 华（XU Hua）陕西省血液中心（Shaanxi Blood Center）

逄淑涛（PANG Shutao）青岛市中心血站（Qingdao Blood Center）

傅 强（FU Qiang）南京红十字血液中心（Nanjing Red Cross Blood Center）

主 审

范为民（FAN Weimin）江西省血液中心（Jiangxi Province Blood Center）

戴宇东（DAI Yudong）南京红十字血液中心（Nanjing Red Cross Blood Center）

赵国庆（ZHAO Guoqing）哈尔滨市血液中心（Harbin Blood Center）

徐永柱（XU Yongzhu）重庆市血液中心（Chongqing Blood Center）

任爱民（REN Aimin）北京市红十字血液中心（Beijing Red Cross Blood Center）

译 者（按姓氏笔画排序）

丁 谨（DING Jin）陕西省血液中心（Shaanxi Blood Center）

王 芳（WANG Fang）重庆市血液中心（Chongqing Blood Center）

王 芳（WANG Fang）江西省血液中心（Jiangxi Province Blood Center）

王 媛（WANG Yuan）河南省红十字血液中心（Henan Red Cross Blood Center）

王 锦（WANG Jin）陕西省血液中心（Shaanxi Blood Center）

王卓妍（WANG Zhuoyan）北京市红十字血液中心（Beijing Red Cross Blood Center）

王逸霏（WANG Yifei）江西省血液中心（Jiangxi Province Blood Center）

卢长春（LU Changchun）哈尔滨市血液中心（Harbin Blood Center）

叶 盛（YE Sheng）南京红十字血液中心（Nanjing Red Cross Blood Center）

田耘博（TIAN Yunbo）重庆市血液中心（Chongqing Blood Center）

仪明刚（YI Minggang）烟台市中心血站（Yantai Central Blood Station）

兰 静（LAN Jing）陕西省血液中心（Shaanxi Blood Center）

毕岐勇（BI Qiyong）北京市红十字血液中心（Beijing Red Cross Blood Center）

任爱民（REN Aimin）北京市红十字血液中心（Beijing Red Cross Blood Center）

庄云龙（Zhuang Yunlong）山东省血液中心（Blood Center of Shandong Province）

刘　铮（LIU Zheng）河南省红十字血液中心（Henan Red Cross Blood Center）

刘　颖（LIU Ying）哈尔滨市血液中心（Harbin Blood Center）

孙钰锋（SUN Yufeng）内蒙古自治区血液中心（Inner Mongolia Blood Center）

李　凤（LI Feng）北京市通州区中心血站（Tong Zhou Central Blood Station of Beijing）

李　东（LI Dong）太原市血液中心（Taiyuan Blood Center）

李　涛（LI Tao）长沙血液中心（Changsha Blood Center）

李俊英（LI Junying）河南省红十字血液中心（Henan Red Cross Blood Center）

李美霖（LI Meilin）北京市通州区中心血站（Tong Zhou Central Blood Station of Beijing）

杨　茹（Yang Ru）武汉血液中心（Wuhan Blood Center）

杨惠颖（YANG Huiying）北京市红十字血液中心（Beijing Red Cross Blood Center）

邱　艳（QIU Yan）北京市红十字血液中心（Beijing Red Cross Blood Center）

何成涛（HE Chengtao）南京红十字血液中心（Nanjing Red Cross Blood Center）

邹彬彬（ZOU Binbin）长沙血液中心（Changsha Blood Center）

张　丹（ZHANG Dan）北京市红十字血液中心（Beijing Red Cross Blood Center）

张　宁（ZHANG Ning）北京市红十字血液中心（Beijing Red Cross Blood Center）

张　微（ZHANG Wei）北京市通州区中心血站（Tong Zhou Central Blood Station of Beijing）

张　嫄（ZHANG Yuan）陕西省血液中心（Shaanxi Blood Center）

张　燕（ZHANG Yan）河南省红十字血液中心（Henan Red Cross Blood Center）

陈玉香（CHEN Yuxiang）河南省红十字血液中心（Henan Red Cross Blood Center）

陈冬梅（CHEN Dongmei）北京市红十字血液中心（Beijing Red Cross Blood Center）

陈兰兰（CHEN Lanlan）北京市通州区中心血站（Tong Zhou Central Blood Station of Beijing）

陈运霞（CHEN Yunxia）北京市通州区中心血站（Tong Zhou Central Blood Station of Beijing）

英圣艳（YING Shengyan）北京市红十字血液中心（Beijing Red Cross Blood Center）

范为民（FAN Weimin）江西省血液中心（Jiangxi Province Blood Center）

范成艳（FAN Chengyan）北京市红十字血液中心（Beijing Red Cross Blood Center）

罗　佳（LUO Jia）长沙血液中心（Changsha Blood Center）

罗伟峰（LUO Weifeng）广州血液中心（Guangzhou Blood Center）

赵文超（ZHAO Wenchao）内蒙古自治区血液中心（Inner Mongolia Blood Center）

赵冬雁（ZHAO Dongyan）北京市红十字血液中心（Beijing Red Cross Blood Center）

赵国庆（ZHAO Guoqing）哈尔滨市血液中心（Harbin Blood Center）

逄淑涛（PANG Shutao）青岛市中心血站（Qingdao Blood Center）

袁兆龙（YUAN Zhaolong）北京市红十字血液中心（Beijing Red Cross Blood Center）

贾　璐（JIA Lu）南京红十字血液中心（Nanjing Red Cross Blood Center）

徐　华（XU Hua）陕西省血液中心（Shaanxi Blood Center）

徐永柱（XU Yongzhu）重庆市血液中心（Chongqing Blood Center）

高　敏（GAO Min）内蒙古自治区血液中心（Inner Mongolia Blood Center）

黄　霞（HUANG Xia）重庆市血液中心（Chongqing Blood Center）

黄宏亮（Huang Hongliang）盐城市中心血站（Yancheng Blood Center）

梁　君（LIANG Jun）北京市通州区中心血站（Tong Zhou Central Blood Station of Beijing）

蒋玉林（JIANG Yulin）重庆市血液中心（Chongqing Blood Center）

傅　强（FU Qiang）南京红十字血液中心（Nanjing Red Cross Blood Center）

谢毓滨（XIE Yubin）长沙血液中心（Changsha Blood Center）

雷洁琼（LEI Jieqiong）宁夏血液中心（Ningxia Blood Center）

樊　璐（FAN Lu）江西省血液中心（Jiangxi Province Blood Center）

颜　峰（YAN Feng）烟台市中心血站（Yantai Central Blood Station）

戴宇东（DAI Yudong）南京红十字血液中心（Nanjing Red Cross Blood Center）

编辑：Erhard Seifried 和 Christian Seidl（德国法兰克福大学附属医院 Baden–Württemberg–Hessen 红十字会献血服务中心）

由项目参与者共同编写

咨询委员会成员（Martin Gorham，Jeroen de Wit，Magdalene Letowska，Angus Macmillan Douglas）

项目组成员及合作伙伴

BSDBH–Germany（项目协调员）	德国红十字会献血服务中心 ［Deutsches Rotes Kreuz Blutspendedienst，Baden – Württemberg，Hessen（Red Cross Blood Donation Service）］
BTS–Iceland	冰岛国立大学医院血库 ［Landspitalinn Hàskòlasjuùkrahùs（Icelandic National University Hospital）］
EBS–Estonia	北爱沙尼亚地区医院血液中心 ［Põhja – Eesti Reginaalnaigla Verekeskus（North – Estonian Regional Hospital Blood Centre）］
EFS–France	法国国家血液中心 ［Etablissement Français du Sang（French Blood Establishment）］
FMP–Romania	罗马尼亚维克多贝贝斯医药大学 ［Universitatea de Medicina si Farmacie "Victor Babes" Timisoara（University of Medicine and Pharmacy "Victor Babes" Timisoara）］
HBRK–Belgium	比利时红十字会 ［Het Belgische Rode Kruis（Belgian Red Cross）］
HNBT–Hungary	匈牙利国家血液中心 ［Orszàgos Vérellàtò Szolgàlat（Hungarian National Blood Transfusion Service）］
IBT–Malta	马耳他国家血液中心 ［Centru Nazzjonali ta't–Trafuzjoni tad–Demm（National Blood Transfusion Service）］
IHT–Poland	波兰血液和输血研究所 ［Instytut Hematologii I Transfuzjologii（Institute of Hematology and Blood Transfusion）］
ISS–Italy	意大利高级卫生研究所 （Istituto Superiore di Sanitá）
MOH–Cyprus	塞浦路斯共和国卫生部医疗和公共卫生服务中心 ［Υπουργείο Υγείας της Κυπριακής Δημοκρατίας –Ιατρικές Υπηρεσίες και Υπηρεσίες Δημόσιας Υγείας（Ministry of Health of the Republic of Cyprus–Medical and Public Health Services）］
NBS–United Kingdom	英国国家血液中心（英格兰和北威尔士） ［The National Blood Authority（England and North Wales）］
NBT–Bulgaria	保加利亚国家血液和输血中心 ［НАЦИОНАЛЕНЦЕНТЪР ПО ХЕМАТОЛОГИЯИ ТРАНСФУЗИОЛОГИЯ（National Center of Hematology and Transfusiology）］

IBTS-Ireland	爱尔兰国家血液中心 (Trish Blood Transfusion Service)
Sanquin-The Netherlands	荷兰皇家血液供应基金会 [Stiching Sanquin Bloedvoorziening (Sanquin Blood Supply Foundation)]
SNBTS-United Kingdom	苏格兰国家血液中心 (Scottish National Blood Transfusion Service)
VFN-Czech Republic	布拉格大学医院 [VSEOBECNÃ FAKULTNÍ NEMOCNICE V PRAZE and Vseobecná fakultní nemocnice (University Hospital of Prague)]

自 1998 年《中华人民共和国献血法》实施以来，我国血液管理法治化建设进入快车道。围绕无偿献血、采供血体系和能力建设、血液安全和临床用血等核心任务，国家卫生健康委员会发布实施《血站技术操作规程》《血站质量管理规范》以及相关行业标准等文件，对加强献血者权益保护、完善血液采集技术、推广血液成分制备技术应用、强化血液成分质量控制等方面提出了法治化、标准化要求。为贯彻实施血站行业的法律法规，顺利通过各级卫生行政部门开展的血液安全技术核查，各地区还由省血液中心牵头，如江苏、山东、长三角地区，开展地市间血站质量体系的联合审核工作，共同提升质量管理水平。在此基础上，上海、昆明、深圳等地血站还引入卓越绩效管理，参与当地市长质量奖评比。全国血站的质量管理能力有了大幅提升。

《欧洲血站标准操作规程》介绍了建立欧洲血站标准操作规程（SOP）的方法，也是名为"EU-Q-Blood SOP"项目的工作成果。由来自欧洲 16 家机构、在质量体系方面具有专业知识的血站团队制定，旨在为保证血液和血液成分采集、加工、储存和配送的质量体系建立和 SOP 的制定提供指导。

SOP 方法论是在质量体系的背景下提出的，它包括 SOP 的创建/编写、修改、评审和授权、培训、实施以及记录。本书第 3 章详细介绍了 SOP 的制定与实施，包括确定 SOP 的目的和范围并起草标题、确定能胜任的编写人并分配编写任务、依据质量体系文件编写 SOP、设计流程图并描述工作过程的步骤、启动文件变更控制和开展 SOP 培训。第 4 章详细介绍了如何编制 SOP，并给出了各类 SOP 的模板，包括目的/范围/职责、授权和变更控制、操作规程说明、不符合项程序、文件管理和附录 6 个 SOP 最基本的关键要素，并对每一个要素的具体要求、建立 SOP 的框架和过程进行详细说明。此外，对实验室检测和设备相关的 SOP 编写的特殊性也进行了详细介绍。尤其对血站执业中的 4 个高风险工作，包括采血现场献血者标识和识别、急诊的血型鉴定和相容性检测、单采血小板的采集和加工、血液成分储存区域和运输链温度控制的确认，提供 SOP 范例，以供参考。

本书在欧洲血液法规框架下，为欧洲血站有关质量体系文件建立提供了可操作、可行的指导，确保欧洲各国血站依据欧盟指令 GLP（实验室质量管理规范）/GMP（生产质量管理规范）相关的质量要求和标准开展采供血执业活动。本书内容不仅在欧洲具有广泛的适用性，对全球的血液机构也有值得借鉴的经验。

我国 2006 年出台的《血站质量管理规范》明确规定，我国血站应建立质量体系。但是，各地血站在建立并不断完善质量体系过程中，面临质量体系框架搭建、质量体系文件编写、标准操作规程要素等各不相同的现状，出台相关的指南、原则要求或规范，指导血站科学合理地建立质量体系，也是行业广泛的诉求。为此，北京市红十字血液中心和中国输血协会管理工作委员会组织全国部分专家，在学习欧洲血站质量管理经验的基础上，将欧洲血液审核体系相关的指南和培训资料进行翻译，包括已出版的《欧洲血站审核的共同标准和准则》和《欧洲血站审核培训手册》。希望本书的出版和应用，可以给我国血站管理者提供参考，推动我国血站质量管理水平的提升。

最后感谢欧洲血液审核体系（EuBIS）项目组、北京市红十字血液中心以及中国输血协会管理工作委员的大力支持！

逄淑涛

2023 年 10 月于青岛

前　言

　　确保血液的质量和安全是欧洲各国乃至整个欧洲公共卫生政策的当务之急。过去十年来，对先进的血液采集、加工及检测技术的使用，使得血液及血液成分的质量和安全标准水平得到了非常大的提升。人们已经认识到，建立有效的血站质量体系越来越重要，因为这个体系能够优化现代血站所涵盖的复杂而精细的生产过程的控制和监测。质量体系的一个关键要素是以标准操作规程为重要的执业工具来确定一个通用的质量方针。

　　本书旨在根据欧盟委员会关于确保血液质量和安全的指令要求，制定一套建立此类标准操作规程（SOP）的方法。这得益于来自 16 家机构的代表的共同努力，他们参与了由欧盟委员会在其公共卫生规划框架（决议编号 No.1786/2002/EC）内资助的一个项目（资助协议编号 No.2004217）。该项目由德国红十字会献血服务中心发起和协调，目的是编制一个规范，以帮助血站实施或改进其标准操作规程。在项目参与者看来，这将反映出欧洲的最佳执业经验。

　　希望在血站落实欧盟立法要求的质量相关要素过程中，本书能够帮助其理解和管理血站的质量过程，以及准备接受质量体系审核。本书包含一个 SOP 主模板以及 SOP 示例，对建立 SOP 的框架和过程进行说明。

　　在此，项目协调员对参与机构和其代表以及顾问团队——特别是 Martin Gorham，Jeroen de Wit 博士和 Angus Macmillan Douglas 在这一项目实施过程中给予的持续合作、协作和支持表示由衷的感谢，非常感谢他们愿意分享在不同国家使用本书的专业知识和经验。项目参与者还对欧盟委员会代表 Tapani Piha 和 Eduardo Fernandez-Zincke 博士的建设性合作以及 Frances Delaney 的支持表示感谢。最后，感谢欧洲血液联盟（EBA）一直以来所给予的支持，以及对未来本项目的不断推广和理念的持续发展方面给予的支持。

项目参与者为读者呈现了本书的第 1.1 版。电子版可以通过 EuBIS 项目的网站（www.eubis-europe.eu）获得。

该项目的成果以纸质版、PDF 电子版以及科学报告和大会发言的形式传播，并清楚地说明了资助的情况。

截至 2009 年年底，本书英文版从主页（www.equal-blood.eu）的下载情况如下：

被来自欧洲乃至世界各地 39 个国家的 215 家机构、血站、主管部门、制药企业下载。

因此，代表项目参与者的编辑们决定将本书的英文版本以电子书形式提供。

教授、医学博士 Erhard Seifried（项目负责人）

教授、医学博士 Christian Seidl（项目协调员）

代表项目参与者敬上

1

>>> 简介（Introduction）

本书列出了"建立欧洲血站标准操作规程（SOP）的方法"，这是名为"EU-Q-Blood SOP"项目的成果①。该项目由欧盟委员会根据其2003—2008年公共卫生计划框架资助②，将提高血液和血液成分的质量和安全作为目标之一。本书由在质量体系方面具有相当专业知识的血站协会制定，在项目参与者看来，本书反映了欧洲最佳执业经验。该项目旨在为血液和血液成分的采集、加工、储存和配送的质量和安全制定高标准；其目的是提供一种执业依据，使血站可以建立自己的SOP，并提供一个规范性框架，希望所有机构都可以在各种不同的后勤保障和职能情况下使用它。

1.1 背景（Background）

2002年，欧盟通过了指令2002/98/EC③，为建立高标准的人类血液和血液成分的质量和安全性奠定了立法基础。随后在2004年和2005年，欧盟制定了3项欧盟指令，为前述指令中指出的问题制定了技术实施措施。其中，第一项指令涉及血液和血液成分的某些技术要求（2004/33/EC④），第二项指

---

① 资助协议编号 No. 2004217。

② Decision No 1786/2002/EC of the European Parliament and of the Council of 23 September 2002 adopting a programme of Community action in the field of public health（2003—2008）. OJ L271, 9. 10. 2002, p. 1.

③ Directive 2002/98/EC of the European Parliament and of the Council of 27 January 2003 setting standards of quality and safety for the collection, testing, processing, storage and distribution of human blood and blood components and amending Directive 2001/83/EC. Official Journal of the European Union, L33, 8/02/2003, p. 30.

④ Commission Directive 2004/33/EC of 22 March 2004 implementing Directive 2002/98/EC of the European Parliament and of the Council as regards certain technical requirements for blood and blood components. Official Journal of the European Union, L91, 30/03/2004, p. 25.

令涉及可追溯性要求、严重不良反应和事件的报告（2005/61/EC[①]），第三项指令涉及与欧盟血站质量体系有关的标准和质量控制指标（2005/62/EC[②]）。

指令2002/98/EC对成员国及其确定的血站主管单位负有主要指导义务，指导对辖区内所有血站进行定期审核和控制（第8条）。此外，它要求所有血站根据良好执业原则建立并维持质量体系（第11条）。

鉴于血站有贯彻质量体系的义务，欧盟委员会在其2004年工作计划中将"支持制定和实施质量管理计划，以改善社区血液捐献的安全性"列为其优先工作之一[③]。随后征集的提案[④]特别指出：在血液领域，将优先考虑管理工具的研制，以用来指导成员国血站质量体系的建立和维持（第2.2.4条）。

为响应这一呼吁，具有质量体系方面相关专业知识的16家血站的团队聚集在一起，制定项目提案并提交给欧盟委员会。该团队由德国红十字会献血服务中心负责协调，参与的血站来自欧盟成员国、正在加入欧洲自由贸易联盟（EFTA）的或其正式的国家，包括比利时（BE）、捷克（CZ）、德国（DE）、爱沙尼亚（EE）、法国（FR）、爱尔兰（IE）、意大利（IT）、塞浦路斯（CY）、匈牙利（HU）、马耳他（MT）、荷兰（NL）、波兰（PL）、英国（UK）、冰岛（IS）、保加利亚（BG）和罗马尼亚（RO）等（在附录Ⅱ中列出）。

该团队认识到质量体系在血站服务中的重要性，认为SOP不仅是实施良好执业的关键要素，而且代表了经典质量体系文件层级结构的基础。SOP提供一系列的说明指导某一项操作，以证明对规程的遵守情况。因此，团队决定向欧盟委员会提交一份提案，共同出资制定欧洲血站SOP的编制方法。

---

① Commission Directive 2005/61/EC of 30 September 2005 implementing Directive 2002/98/EC of the European Parliament and of the Council as regards traceability requirements and notification of serious adverse reactions and events. Official Journal of the European Union, L256, 1/10/2005, p. 32.

② Commission Directive 2005/62/EC of 30 September 2005 implementing Directive 2002/98/EC of the European Parliament and of the Council as regards Community standards and specifications relating to a quality system for blood establishments. Official Journal of the European Union, L256, 1/10/2005, p. 41.

③ 2004/192/EC：Commission Decision of 25 February 2004 adopting the work plan for 2004 for the implementation of the programme of Community action in the field of public health（2003 to 2008），including the annual work programme for grants（Text with EEA relevance）. Official Journal of the European Union L 60, 27.2.2004, p. 58.

④ 公共卫生计划框架（2003—2008年）.2005年工作计划。

1.2 项目目标（Project Objectives）

EU-Q-Blood-SOP 项目的具体目标是：

（1）评估该项目涉及的 16 家血站当前使用的 SOP，以便确定：

a）已经制定的国际和国家 SOP；

b）当前的审核经验。

（2）制定手册，以协助血站制定和实施自己的 SOP。

（3）在合作机构中验证新的 SOP 执业方法。

（4）将本书和评估验证结果分发给所有欧盟、正在加入 EFTA 的或其正式的成员国中有意愿参与的血站。

1.3 方法（Methodology）

在向欧盟委员会提交项目建议书、批准计划书并完成项目谈判之后，项目协调员准备了一份调查问卷，旨在了解 SOP 的当前状态，包括其结构以及各参与机构和国家已制定的任何手册或规程。该问卷分为 4 个不同的部分，专门解决以下问题：① 基本验证；② 主要管理要求；③ 已制定 SOP 的工作领域，即献血者的招募、检测、管理、后勤保障等；④ 识别和管理风险的方法。调查问卷中应体现正在使用的或法律规定的国际和国家 SOP，如美国血库协会（AABB）的 SOP，应体现政府机构是否对血站进行了定期审核，还应体现指令 2002/98/EC 有关条文要求的审核。

根据问卷调查的结果，确定了质量管理方法及特定方面的差异和共同点，并在调查报告中进行了总结（见 www.eubis-europe.eu）；明确了在采血、制备、实验室检测、储存和配送中某些具有高风险的环节。15 家参与血站中有 7 家（47%）认为其现有的 SOP 需要根据欧洲血液法规进行修改，这些参与者主要来自 2004 年加入欧盟的成员国和申请国（保加利亚和罗马尼亚于 2007 年加入欧盟）。15 家参与者中有 4 家（包括来自申请国的 2 家和 2004 年之前的 15 个欧盟成员国中的 2 家，占 27%）表示，他们的血站未经政府机构审核。这些调查结果还确定了项目工作组需要解决的输血医学领域的关键问题。

在汇总了调查反馈后，召开了项目参与者的启动会议。在会议上，审查了项目的工作计划，讨论并商定了调查结果，并成立了 4 个工作组，以处理血站从献血者征询到血液供应后勤和管理的全部环节。各参与血站的提名专家被分配到各个工作组，并于 2006 年 1 月开始工作。表 1 列出了工作组的结构及其覆盖范围。

表 1　工作组的结构及其覆盖范围

(Table 1　Working Group Structure and Their Area of Coverage)

第 1 工作组（WG 1）：献血者的招募和血液生产	
荷兰（负责人）、塞浦路斯、冰岛、意大利	
SOP 主题	献血者的识别和标识
试验地点	塞浦路斯
关注的范围和确定的风险	——血液采集 ——献血者识别 ——献血者可接受性/选择/面谈 ——血液成分的消毒灭菌 ——标识和确认
第 2 工作组（WG 2）：检测（免疫血液学、分子诊断学）	
英国（负责人）、比利时、保加利亚、罗马尼亚	
SOP 主题	急诊血型鉴定和相容性检测
试验地点	保加利亚
关注的范围和确定的风险	——血型（Rh/ABO）检测和标识 ——急诊检测 ——献血者登记
第 3 工作组（WG 3）：特殊血液成分的制备	
德国（负责人）、捷克、匈牙利、马耳他、波兰	
SOP 主题	浓缩物的加工
试验地点	马耳他
关注的范围和确定的风险	——单采浓缩物（血小板） ——浓缩血小板 ——粒细胞浓缩物 ——婴幼儿输注小容量血液
第 4 工作组（WG 4）：物流、储存、配送和管理	
法国（负责人）、爱沙尼亚、爱尔兰、苏格兰	
SOP 主题	血液成分储存和运输温度控制区域的验证
其他指南	文件变更控制
关注的范围和确定的风险	——运输和温度控制 ——设备验证 ——中央血库管理和配送 ——血液成分放行和/或发放 ——制备过程中的储存和运输

参与的血站对 SOP 的基本质量要素达成一致（第 3 章）。他们强调，虽然 SOP 足以描述工作过程，但必须根据指令 2002/98/EC 第 11（1）条和附录I 的 B 部分的图 1.1 的相关要求将其纳入质量体系。在一些情况下，血站还需要根据生产质量管理规范（GMP）和/或国际标准化组织（ISO）具体的规定制定质量手册或质量体系文件（参考 GMP 或 ISO）。在这些情况下，建议将指令要求与这些标准作为互认文件，以协调质量体系。

1.4 背景小结（Background Summary）

EU-Q-Blood-SOP 项目的目的不是给一个机构提供操作程序，而是提供一种工具，能够借助它制定 SOP，由此建立 SOP 手册，该手册为建立包含质量基本要素的 SOP 提供了方法。本书目的是制定实用的模板，旨在帮助血站按照指令 2002/98/EC 的要求接受政府审核。它还可以用来调整现有的程序，以符合当前欧盟的要求。SOP 方法包括了与欧盟指令相关的明确的质量要求、必要的质量条款，并以实验室质量管理规范（GLP）/GMP 相关的标准为基础编制文件。这些质量要求以模块化的方式提出，以便血站根据当地的情况调整 SOP。

本书旨在为编制 SOP 的基本结构提供实际指导。第 4 章介绍了工作组针对高风险环节编制的 SOP 范例。这些范例旨在帮助那些使用本书中的指导方针来调整当地 SOP 的人，目的是提供一个合理框架，供所有机构不同的后勤和业务部门使用。

2

指令2002/98/EC和2005/62/EC的质量原则

（**Quality Principles of Directive 2002/98/ EC and 2005/62/EC**）

指令 2002/98/EC 要求，各血站必须向主管当局提供具体资料，以便获得指定、授权、认可或许可［第 5（1）条］。

与质量体系有关的所需资料在指令附录 I 的 B 部分，包括：

（1）文件，例如组织架构图、人员职责分工及相互关系；

（2）基于良好执业规范所建立的质量体系文件，如质量体系文件或质量手册；

（3）人员数量和资质；

（4）卫生规定；

（5）设施和设备；

（6）SOP 清单：

——献血者招募；

——献血者的保留和评估；

——加工和检测；

——血液和血液成分的配送和召回；

——报告和记录严重不良反应及事件。

指令 2005/62/EC 规定了与血站质量体系有关的标准和质量控制指标，这有助于确保整个欧盟的血液安全。指令引言中条款 3 提及：

> 血站的质量体系应遵循质量管理、质量保证和持续质量改进的原则，并应涵盖人员、场所、设备、文档、采集、检测、加工、储存、配送、合同管理、不符合项、质量控制、血液成分召回、外部和内部审核。

血站建立的质量体系是良好执业的关键因素。

建立质量体系的目的是符合法规和指南。应确保系统性地对质量和质量体系进行实施和维护。应涉及血站的所有人员和过程（指令附录1.1），并建立过程评价和持续质量改进的体系。

建立质量体系没有统一的标准。一般来说，为了符合各种法规和指南的不同规定，可以利用不同机构的工具。在满足指令2005/62/EC的要求时，各成员国必须考虑本区域的具体规定和指南。

根据指令2005/62/EC，血站的质量体系应该基于"良好执业（GP）"。

> 为了保证血液质量、获得安全的血液和血液成分，在充分考虑指令2001/83/EC第47条中所提到的详细指南的情况下，应制定良好执业指南来支持血站的质量体系要求，以确保产品所需的标准得到执行。（指令引言中条款5）

这种血站的良好执业指南将由欧盟（指令第2条第2款）研制，充分考虑GMP的原则和指南［见附录Ⅰ"术语（定义）表"］。

指令附录Ⅰ要求质量体系确保所有关键过程均有对应的SOP。管理部门必须定期审查SOP，以核实其有效性和必要时所采取的措施（指令的1.1节的第3段）。

为了满足这些要求，血站需要建立文件管理程序。应建立不同层级的文件，其中最高层级的文件是血站必须遵守的立法文书（如法律和法规）、规章和指南（参见图1）。这些规定应纳入质量体系，并体现在整个质量体系文件中。

质量体系本身的描述应在次层级文件中体现。手册和/或质量体系文件［见附录Ⅰ"术语（定义）表"］必须符合指令2002/98/EC第11（1）条①。此外，血站必须具备SOP②。这些SOP是质量体系的重要组成部分，必须涵盖血站的所有关键活动。

在准备质量体系文件和SOP时，血站需要重视指令2005/62/EC附录中所列的质量体系标准和质量控制指标的主要方面：

——一般原则（第1部分）；

——组织与人事（第2部分）；

——场所（第3部分）；

---

① Annex Ⅰ, Part B, indent 2.
② Annex Ⅰ, Part B, indent 6.

——设备和材料（第4部分）；

——文件（第5部分）；

——血液采集、检测和加工（第6部分）（包括：6.1　献血者选择；6.2　采集；6.3　实验室检测；6.4　加工和验证；6.5　标识；6.6　血液和血液成分的发放）；

——储存（第7部分）；

——合同管理（第8部分）；

——不符合项（第9部分）（包括：9.1　偏差；9.2　投诉；9.3　召回；9.4　纠正预防措施）；

——内部审核、审核及改进（第10部分）。

为了确保血站操作规程的标准化，建议采用一般程序来描述常见过程。这些程序应包括常规活动（如样本接收、收集等）、支持服务（如人力资源等）和管理过程（如目标设定、不符合项、内部审核等）。

"质量手册"或"质量体系文件"应根据指令2002/98/EC附录Ⅰ的B部分和第11（1）条建立。它们是官方文件，对血站整体功能和质量政策的描述符合指令2005/62/EC附录（见上文第1部分至第10部分）的要求。

2.1　标准操作规程（SOP）

本书提供了建立SOP的方法，其中包含了基本的质量要素。本书的目的是为编制SOP提供一个实用的模板，以协助血站应对政府依据血液法规所进行的审核；也可以用来调整现有程序，以符合当前的欧盟要求。

SOP方法论是在质量体系的背景下提出的。它包括SOP的创建/编写、修改、评审和授权，以及实施，包括对用户的文件化培训和记录的维护。

血站制定的SOP必须遵守质量手册或质量体系文件中规定的质量原则，以保持"良好文件运行"。为了符合这些原则，过程的文件化是必要的，具体包括：

——变更控制；

——对员工进行SOP培训。

这些程序的要求在指令2005/62/EC第5部分：

1. 规定血站所进行的每项活动的质量控制指标、程序和记录的文件都应在工作现场并为最新版本。

2. 记录应清晰可读，可以是手写的，也可以是转移到其他媒介上的，如缩微胶片或在计算机系统中记录。

3. 对文件的所有重大更改应立即执行，并由授权执行这项任务的人员审核、签署并注明日期。

SOP 为执行活动提供了一系列的指令。为了证明符合 SOP，必须生成这些活动的记录。妥善保存的记录提供了遵守程序的证据。

一般记录分为以下几类：

——电子记录；

——手动生成的记录；

——混合式记录（电子与手工记录相结合）。

编写 SOP 是责任部门的职责，应符合部门职能。编写 SOP 的一个主要目的是确保文件的充分性、有效性和适宜性。

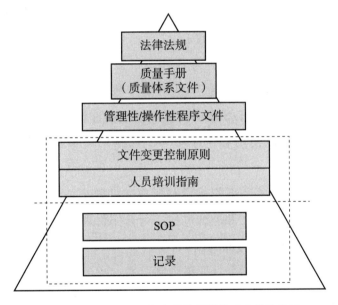

图1 包含了 SOP 层级文件的质量体系文件结构图

Figure 1 Document Structure of the EU-Q-SOP-Manual with SOP Levels Covered by the Project Manual

图 1 代表了遵循指令 2002/98/EC 及其技术附件所定义的良好质量标准的质量体系所使用的文件层级结构。

3

>>> **SOP的制定与实施**

（**Development and Implementation**
of an **SOP**）

SOP 有多种编制方式，其最终目的是创建一个可读性强、对开展工作有用、与血站整个质量体系相匹配的文件。

SOP 规定了影响过程质量的重复性操作要求，其目的是确保统一和正确地执行操作。SOP 应在工作现场随手可得。

SOP 原件必须保存在质量管理部门。在工作地点的适当位置放置经确认的 SOP 副本。SOP 中应注明经确认的副本数量和放置地点，或保留一份索引列表。为了确保每一个 SOP 副本的有效性和控制其数量，应对 SOP 副本进行版本标识。可以使用彩色印章（例如绿色）来防止产生未经授权的副本。

SOP 的标准格式由相关部门确定并形成文件要求。质量管理人员配合血站管理层或血站负责人对文件控制过程进行合作管理。负责编写 SOP 的人员必须经过 SOP 编制和使用方面的培训。

SOP 是一种强制性的指令。如果已制定的 SOP 出现了某些偏差，则应对其整个流程进行适当修改，并记录变更过程、形成文件。该文件应包括纠正措施的描述，并明确记录执行纠正措施的授权人员。

SOP 的编制过程有多个步骤，包括准备、编写、培训和实施。具体如表 2 所列。

表 2　编制 SOP 的步骤

（Table 2　Multi-step Process of Writing an SOP）

步骤 （Step）	活动 （Action）	说明 （Description）
准备阶段		
1	确定 SOP 的目的和范围，并起草标题	3.1
2	确定能胜任的编写人并分配编写任务	3.2
编写阶段		
3	依据质量体系文件编写 SOP	3.3
4	设计流程图并描述工作过程的步骤	3.4
培训和实施阶段		
5	启动文件变更控制	3.5
6	开展 SOP 培训	3.6

SOP 编制步骤举例说明。

下面来看看一个中小型血站的血液成分制备部门如何编制制备浓缩红细胞的 SOP。

血站负责人与成分制备部门负责人一起确定 SOP 的要求和目的。可能是因为引入了一项新的血液安全措施（如滤除红细胞成分中的白细胞）。

成分制备部门负责人将起草 SOP 的任务分配给能胜任的编写人。这是编制步骤的第 1 阶段。

能胜任的编写人按照质量体系文件的格式起草 SOP，并让其他同事参与编写制备过程（例如，操作集成白细胞过滤器的无菌成分制备系统）。编写人还需考虑咨询生产这些过滤器企业的专家是否有利于起草工作。编写人也可以咨询质量管理专业人员、检测实验室主任和其他相关专业人员。编写人创建的流程图有助于确定产品质量检测中的抽样关键点（如白细胞计数）和 SOP 中包含的血液成分制备参数。让负责血液成分储存和运输的人员参与编写，以便对 SOP 进行必要的完善。这是编制步骤的第 2 阶段。

最后，能胜任的编写人设计一个对 SOP 进行更改的程序，就是所谓的"变更控制程序"，包括在新程序实施前对员工进行培训。至此，第 3 阶段就已完成。

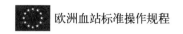

3.1 确定 SOP 的目的和范围并起草标题（第 1 步）[Identify the Objective and Scope of the SOP and Draft a Title（Step 1）]

起草 SOP 文件前须先明确其目的和适用范围（即范围）。

目的和范围的确定须适用于血站的目的和结构，可以通过组织结构图和岗位描述的方式来呈现。

在小型血站可以使用简单的"手绘"组织结构图，在大型血站可以使用软件（例如 Visio）绘制。组织结构图有助于明确每个 SOP 文件所包含的活动，也有助于确定编写人（3.2）。相关领域的直属管理部门应与质量管理人员共同绘制。绘制时，先明确 SOP 的目的和范围，这样更有助于组织结构图的绘制。

单个 SOP 文件须适用于血站的质量体系。现代质量体系将质量体系文件和/或质量手册以及 SOP 结合，来描述管理程序、加工程序、检测或分析程序、生产程序、献血者招募程序、血液成分储存和发放程序等。这些程序可以分为以下几类：

——管理/操作程序（例如：适用于整个部门/单位或机构）；

——复合程序（例如：血液成分制备和质量控制，需要多部门共同编制）；

——简单程序。

管理/操作程序是常用于描述整个部门或机构/血站运行过程的操作规程，包括样本或血液成分进入血站的登记流程、整个生产部门一般卫生条件规定或处理不合格样本规定。这些 SOP 通常由部门主任和/或机构主任授权，委派高级学术人员编写。

复合程序的特点是涉及血站不同部门的操作规程。复合程序源于对浓缩红细胞生产过程的描述，包括其中所涉及的质量控制监测点和采样计划。因此，在描述生产过程中的适当步骤时，需要生产部门和质量管理部门相互合作，且将由相关负责人（例如：生产部门的主任、质量部门的主任和/或机构的主任）对此 SOP 文件进行共同授权。

简单程序是详细描述血站小部分工作内容的 SOP，可以由能够胜任实际工作的人员编写。如献血者 ABO 血型（浓缩红细胞）的检测方法可以由高级技术人员编写并由实验室主任授权，详见第 4 章。

3.2 确定能胜任的编写人并分配编写任务（第 2 步）［Identify the Competent User and Assign Responsibility for Writing（Step 2）］

对于编写和签署 SOP 的人员，应在文件编写和授权程序中加以规定。授权决定应基于 SOP 的内容及其在血站层级结构中的重要性等级。例如：描述血站管理结构的 SOP 应该由高层管理人员编写，并由血站负责人亲自授权；而描述 ABO 血型检测程序的 SOP 可由实验室高级技术人员编写，并由实验室主任授权。

能胜任的编写人是指在 SOP 涵盖的领域工作并为此目的接受过充分培训的人员，其身份会因 SOP 的范围和目的而异（表 3）。

表 3　确定 SOP 的编写人

（Table 3　Identifying the Competent User to Write the SOP）

决策 （Decision Making）	级别（员工） ［Level（Staff）］				
级别（文件）	行政主管	管理人员	部门负责人	职能人员	操作人员
质量手册/质量体系文件					
管理/操作程序					
复合程序					
简单程序					

在编写 SOP 需要用到个人专长的某些情况下，本步骤可能会有例外。例如：关于卫生法规和/或清洁程序的 GMP/GLP SOP 的编写可以外聘该领域的专家作为独立顾问；卫生安全法规方面也是如此。在这些情况下，SOP 的编写人与审核签发人员应进行合作。

3.3 依据质量体系文件编写 SOP（第 3 步）［Using the Master SOP to Write an SOP（Step 3）］

起草 SOP 时，应使用简洁、准确的描述。

第一，SOP 应选用简短的描述性标题。

第二，起草 SOP 时使用 EuBIS 原版质量体系文件。至少包括以下基本内容：

——SOP 编号；

——唯一的标题（清晰明了）；

——版本号；

——页数和总页数；

——编写人的姓名、签名及签名日期；

——批准实行该 SOP 的授权人姓名和签名；

——该版 SOP 或修订版的生效日期。

SOP 中应包含经确认的副本数量和所在位置，或是索引列表。

注：EuBIS 原版质量体系文件的详细信息，请参阅 4.1 和 4.2。

第三，尽可能使用流程图（3.4），以便明确工作步骤和决策点，有助于保持整个文档描述内容的一致性。

人们更易于接受自己所定的规则。在编写 SOP 时，采用团队协作的方式有利于后续进行培训。管理人员或部门负责人应征求使用该 SOP 的工作人员和有关专家的意见。这些工作人员、技术专家或高级顾问的参与，不但有助于提升他们写出更好的 SOP 的能力，还有助于促进工作人员与管理人员或负责人之间的团队合作。这种方法已被证明非常有效。在中小型血站，所有职工可能在同一地点工作，而大型血站的所有职工可能会在多个地点工作，所需的质量体系培训方案更复杂。

第四，由有资质的人员对 SOP 草案进行审核。管理/操作程序可以由部门管理者审核。在审核过程中，既可以对 SOP 进行内容上的小修改，也可以根据需要对结构进行大调整。审核完成后，将 SOP 提交给分管领导进行授权发布。如果条件允许，SOP 的起草和授权应至少由两名人员分别完成。授权过程含分管领导的签字认可。此外，供应临床血液产品的 SOP 需由相应资质的人员批准。

SOP 应严格遵循编写原则，以确保其内容的准确性和适宜性。不同类型或类别的 SOP 必须整合到同一个质量体系中，以确保文件之间的一致性。质量管理人员或质量管理部门制定 SOP 编写原则（另见第 2 章），对所有负责编写 SOP 的人员都要进行这些原则的培训，SOP 在发布或修订时也需遵循这些原则。

这些指导原则通常可在一个 SOP 中独立体现，也可融合在质量手册或质量体系文件中。

3.4 设计流程图并描述工作过程的步骤（第 4 步）[Design a Flow Chart and Describe Each Step of the Work Process（Step 4）]

流程图是一种描述关键决策点等步骤的有效方式，其内容包括决策点负责人确定在实际工作条件下所开展的工作，并确保血站遵循各项工作流程进行良好执业。

国际标准符号的使用对于绘制流程图来说是非常必要的。这些符号可来源于商用计算机软件①或用于绘制流程图的专用软件②。这套国际标准符号集如下：

	过程
	决策
	文档
	预定流程
	存储数据
	终止
	数据
	多项选择

The height of the text box and its associated line increases or decreases as you add text. To change the width of the comment, drag the side handle.   批注

离页引用

---

① Microsoft Office Professional Business Edition，PowerPoint.

② Visio.

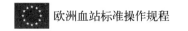

普通用户（SOP 编写人）绘制流程图可简单分为如下两步。

（1）了解绘制 SOP 涵盖的过程

流程图根据 SOP 的目的和目标绘制。编写人（或编写团队）必须明确达到 SOP 目的的主要任务（步骤）（例如：血液成分的检测要求）。

绘制流程图首先要找到最合理的起点。然后按逻辑顺序将主要任务从开始（输入，例如：来自客户的检测样本）到结束（输出，例如：已检测血液成分）进行排列，其中的决策点和后续操作也要有所体现。不要试图写出完美的初稿，因为初稿极有可能是需要修改的。

流程图的初稿可在纸上绘制。应确保流程图从开始到结束都是沿同一个方向进行的。流程图应包括多种选择和决策点及每一步的责任人。尤为重要的是，要确定主流程是否依赖其他过程，或者确定哪些任务是子过程。这些过程/子过程的交叉引用应参照 SOP 执行。如果流程图的决策点或子过程涉及血站其他部门或场所的责任人，应邀请这部分人员审查流程图并明确其职能。

（2）采用国际标准符号绘制流程图

采用国际标准符号绘制的流程图用于描述过程步骤和决策点。该流程图可以通过 PowerPoint 或其他支持这些符号的软件完成。

流程图能够详细地呈现过程步骤。然而，为了使工作人员更好地理解流程图的详细内容，应对其进行培训。非常详细的流程图可能接近于"电子线路图"，如果 SOP 使用者没有经过专门培训，可能会产生误解。因此，每家血站都应该明确流程图的详细程度，以保证其适用性。

图 2 是采用国际标准符号绘制的流程图示例。上半部分代表了覆盖该过程的 5 个主要步骤（从 1 到 5）。结束点用终止符号。5 个步骤的详细信息可以通过附加流程图呈现。图 2 的下半部分是详细描述步骤 1 的示例（1　接收申请）。涉及接收申请的所有步骤由主要步骤的数字和字母符号表示（1a，1b，1c 等）。在决策点 1c（"检测样本?"），流程图重新回到主流程图，即步骤 2 "检测"或步骤 3 "不检测"。同样，步骤 4 和步骤 5 也可以使用附加流程图。

这个示例说明流程图的方向很重要（水平或垂直）。目前还没有正式文件规定流程图的方向，各血站往往是以其实用性为主。大多数血站更喜欢使用垂直方向的流程图，因为这样可以在单页面上排列更多步骤，并有助于交

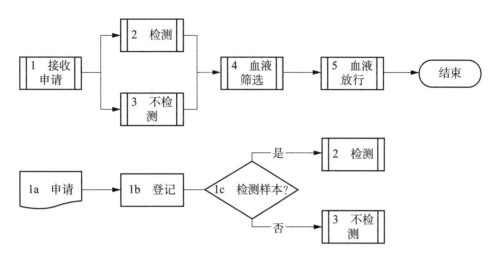

图2 采用国际标准符号绘制血液成分检测的流程图示例

（Figure 2 Example of a Flow Chart Using International Symbols to Describe the Testing Request for Blood Component）

叉引用子过程。

为了便于SOP使用者阅读这些流程图，简要描述每一步操作并将其与责任人联系起来是很有帮助的。图2中的举例，可以按表4中的步骤操作。

表4 血液成分检测岗位说明书

（Table 4 Description of Testing for Blood Component）

步骤 （Step）	岗位 （Action）	责任人 （Responsibility）
1	接收申请	技术人员
1a	核对申请是否完整、合理： ——联系客户； ——确认检测项目； ——检查样本性状、贴签	技术人员
1b	将样本信息登记在实验室信息管理系统（LIMS）	技术人员
1c	若信息完整，则按照步骤2进行； 若申请/样本性状/信息不完整，则按照步骤3进行	技术人员
2	开始检测样本	技术人员
3	不检测 记录不合格样本的类型并将相关信息反馈给客户	技术人员+医师
如何使用国际标准符号描述复杂流程，可以参考制备浓缩血小板的SOP。这个示例包含SOP编写的指南和标准（见4.1），圆点（●）表示风险评估的关键决策点。 　　此SOP已由WG 3制定（见4.4.3）。		

图 3 是如何用国际标准符号编制一个流程图的示例。

包含欧盟血液法规的立法要求

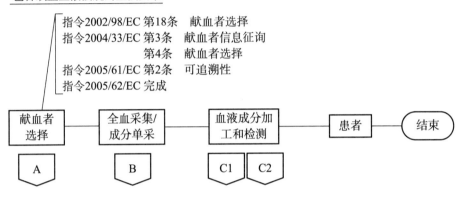

指令2002/98/EC 第18条　献血者选择
指令2004/33/EC 第3条　献血者信息征询
　　　　　　　第4条　献血者选择
指令2005/61/EC 第2条　可追溯性
指令2005/62/EC 完成

a）流程图

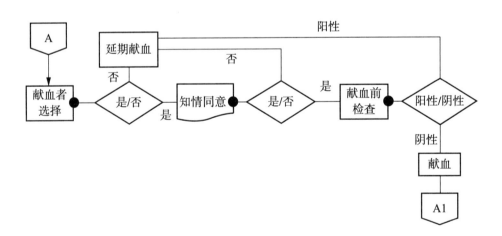

b）献血者选择分流程图

图 3　总流程图示例

（Figure 3　Example of General Flow Chart）

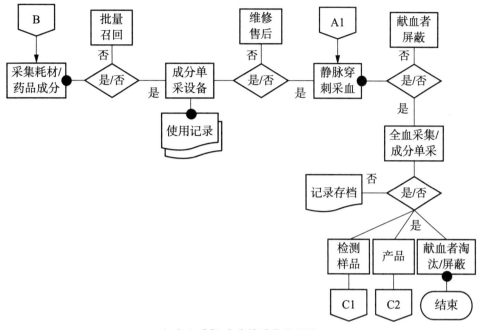

c）全血采集/成分单采分流程图

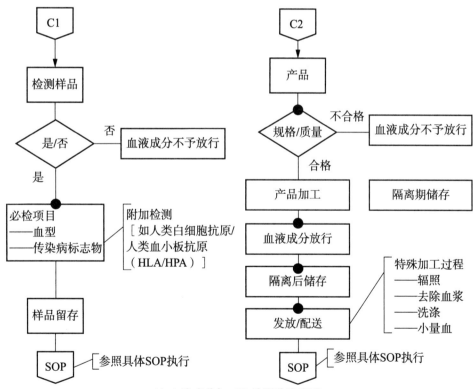

d）血液成分加工和检测分流程图

图 3（续）

[**Figure 3**（Continued）]

3.5 启动文件变更控制（第 5 步）［Initiate Document Change Control（Step 5）］

SOP 变更控制对于确保质量体系正常运行是必不可少的。文件变更控制指南是质量手册或质量体系文件的一部分，适用于所有质量体系相关的文件（受控体系文件的组成见图 4），血站所有人员都应遵守。

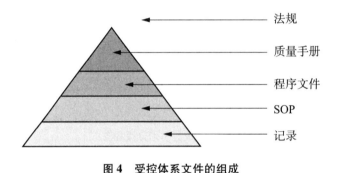

法规

质量手册

程序文件

SOP

记录

图 4　受控体系文件的组成

（**Figure 4　Structure of a Controlled Document System**）

文件变更控制的目的如下：

- 制定受控文件发布、修订、发放和销毁的标准流程；
- 防止作废文件误用。

职责如下：

- 文件管理由质量管理部门（或质量管理人员）负责；
- 使用者对受控文件的实施负责。

记录表单也是受控文件，在使用上有同样的要求。记录管理应在单独的文件中进行规定，或作为体系文件变更控制的一部分。

"内部文件"和"外部文件"这两类文件之间的变更控制存在差异。

3.5.1　内部文件（Internal Documents）

文件变更程序的范围包括以下内部文件：

- 文件正本/原件：是签署的文件原件；
- 受控文件：与正本有区别，是文件原件的副本（纸质版的）；

- 信息系统中或不受控的复印件：纸质版或电子版本，必须清楚地标识；

- 作废的文件：必须清楚地标识；

- 表单/记录：应处于受控状态。

3.5.2 外部文件（External Documents）

外部文件应受控，应建立并实施外部文件控制程序。

外部文件包括质量体系所涉及的所有相关的国家或国际法律、标准和指南。这些外部文件应使用记录清单进行控制，包括相应的文件标识。

外部文件包含以下内容：

- 法律和规章：如指令 2005/62/EC、指令 2002/98/EC，以及其他文件；

- 标准：如 ISO 9000、ISO 9001、ISO 9004、ISO 15189 等；

- 国际输血医学杂志，2003 年 8 月第 85 卷，增刊 1；国际输血协会（ISBT）发布的《血库自动化系统验证和维护验证指南》；

- ISBT 发布的《输血医学信息安全指南》（第 1.0 版）。

文件变更控制体系应包含以下要素：

- 体系文件变更控制程序；

- SOP 编写程序；

- 审核程序；

- 培训程序；

- 记录及档案管理程序。

以下流程图（图 5）描述了文件变更控制程序。

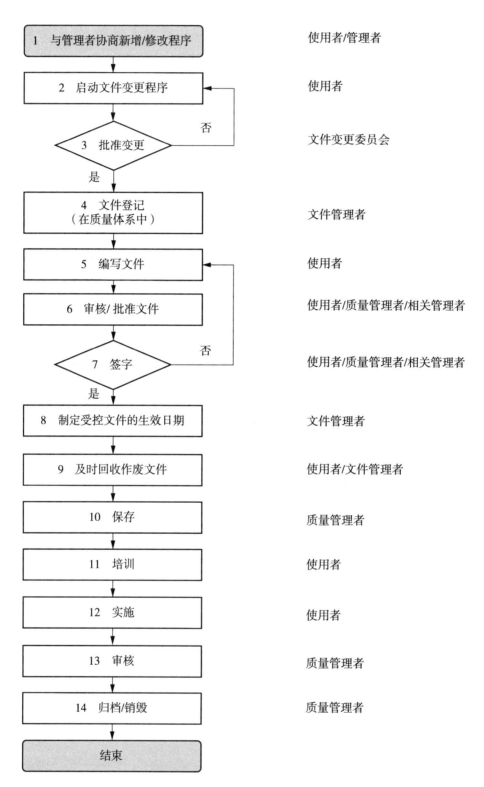

图5　文件变更控制程序流程图

(Figure 5　Flow Chart of a Document Change Control System)

文件变更控制程序流程图中的关键控制点的说明见表5。

表5 关键控制点的说明

（Table 5 Description of Critical Control Points）

步骤 （Step）	关键点内容 （Activity）	负责人 （Responsibility）
1	**与使用者、管理者协商新增/修改程序** 与使用者、管理者协商新增/修改程序，确定修改建议是否被采纳	使用者/管理者
2	**启动文件变更程序** 提出变更需求的使用者必须填写文件变更申请表单。 管理者必须接受或者拒绝变更申请，以避免重复提交申请，并保证该申请的完整性	使用者
3	**批准变更** 文件变更委员会必须包括质量工作人员和相关管理人员。它的组成取决于变更的重要性。 文件变更的批准必须符合法规要求	文件变更委员会
4	**文件登记（在质量体系中）** 所有质量文件均须唯一标识记录和追溯。 应提供当前受控文件的清单	文件管理者
5	**编写文件** 使用者需使用文件模板和规定的程序来编写文件。 如流程有变更，那么在文件修改前需进行验证	使用者
6	**审核/批准文件** 所有文件的编写人和审核人均应是相关工作人员（使用者/质量管理者/相关管理者）。质量管理者负责确保文件的完整性和符合标准。 必须制定受控文件的生效日期	使用者/ 质量管理者/ 相关管理者
7	**签字**	使用者/质量 管理者/相关管理者
8	**制定受控文件的生效日期** 经过批准的文件应通过电子版或者纸质版的方式（或同时使用两种方式）及时与使用者沟通和发放。应有一个规范化的系统用于发布受控文件	文件管理者
9	**及时回收作废文件** 目的是确保使用者使用的文件是现行有效的版本。文件索引（提取文件清单）应为最新的	使用者/ 文件管理者

表5（续）

[**Table 5**（Continued）]

步骤 （Step）	关键点内容 （Activity）	负责人 （Responsibility）
10	**保存** 所有受控文件必须根据存储介质的不同适当地保存，以确保文件的完整性	质量管理者
11	**培训** 根据验证要求，应在文件编写初期进行文件草案的培训。 应有培训记录	使用者
12	**实施** 各有关部门必须确保受控文件得到实施。 既定流程变更前应进行评估，以确定修订的必要性。 所有受控文件都必须定期进行文件评审。文件评审应有记录	使用者
13	**审核** 应定期对文件实施的有效性进行独立审核	质量管理者
14	**归档/销毁** 作废文件应留档并定期归档保存。 销毁作废的受控文件	质量管理者

3.5.3　文件管理（Documentation）

文件控制表单和模板包括（详见4.1）：

- 变更控制表单；
- 现行受控文件清单；
- 培训登记表；
- 文件模板（对形式、内容和段落的描述）。

3.6　开展 SOP 培训（第6步）[Perform Training of the SOP (Step 6)]

编写和审核 SOP 文件完成之后，授权/批准此文件并不意味着相关人员可以有效地使用 SOP。实施新文件或修订文件的过程中非常重要的一步是对相关人员进行培训，而这一步骤常常被忽略。对全体员工进行持续培训是确保血站 SOP 及其所包含的相关质量标准获得有效贯彻落实的唯一途径。尽管有非常详细的操作流程图和过程描述，但是对所有员工进行培训仍是不可或缺的。否则，每个人将以个人的不同方式理解过程的含义，导致实际操作不一致。

欧洲血液立法[①]规定：

——血站所有员工都需接受适合其特定工作岗位的初次培训和后续培训，并保存培训记录；培训内容应适宜，且包括适当的实际操作；

——应定期评估培训内容和培训者能力。

每位新进血站的员工都应接受系统的基本培训，包括血站的质量方针、欧盟血液指令的理论和实践、GMP和GLP。基本培训应包括针对特定工作岗位或任务的流程培训。

使用培训计划和评估记录是实现定期培训的最佳方式。培训计划可按不同的工作层级进行实施，例如工作小组、科室或血站。在任何情况下，培训计划均应经科室负责人或血站质量负责人批准。

培训是一种不仅让工作人员知道做什么或怎么做，而且知道为什么必须正确执行这些程序的理想方式。培训内容应阐明文件所反映的整体质量方针——旨在使工作人员明确SOP对实际工作的指导意义，而不是"花费时间的文书工作"，从而有助于为患者提供适宜的血液制品和/或最佳诊断，避免经输血传播疾病。从事血液运输和储存的工作人员是采供血过程中的关键因素，也应接受培训。有效的培训应不局限于工作人员对某些SOP的理解，还应让其了解这些内容在血站整体运行流程中的重要意义。

培训者的重要职责是阐明和演示SOP每个步骤的执行原因和方式。在实际操作中，受训者应在培训者的指导下调整操作流程。当受训者理解其重要性后，才更愿意严格遵照执行。在某些情况下，外部专家的协助有利于培训的开展，例如从成分制备的标准流程改为去白细胞制备流程时，邀请生产滤白血袋公司的专家协助课程培训。

培训计划还应体现一种理念，即SOP的培训不仅能提高个人专业技能，还能增强对流程持续改进的工作能力。当受训者掌握了流程并重新审视需要改进的部分时，培训者应给予积极的回应。

培训记录应保存并归档。培训记录必须包括参加人员的姓名和签名。培

---

① Directive 2005/62/EC, Article 2, Para 1, referring to Annex 2, recitel 3 and 4.

训记录还应包括培训文件的 SOP 编号，其他演示材料（例如：PPT、讲义）和/或培训者的书面总结。SOP 应在对员工进行培训之后才能发布。所有未参加培训的工作人员必须在使用 SOP 前接受初次培训。这需要一个可靠的文件系统，经常用到的是培训矩阵，培训矩阵可在工作科室和人事部门之间交换员工的相关信息。

SOP 培训矩阵见图 6。

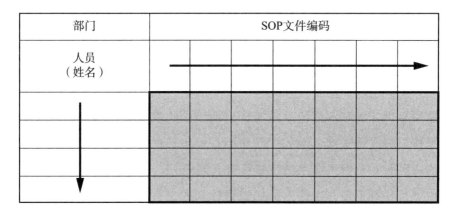

图 6　SOP 培训矩阵

（**Figure 6　Training Matrix for SOP**）

3.6.1　个人培训记录（Documentation of Individual Training）

在接受适当的培训后，需要由血站的授权人员按特定的 SOP 流程对受训者的能力进行认证并记录在案，基于此，个人的业务能力才能逐渐提升。

4

>>> **质量体系文件和范例**

（**Master SOP and Examples**）

本章对如何编制 SOP（EuBIS 标准操作规程）进行了介绍。为提供编写 SOP 的范例，编者设计了以下标准格式。当制定 SOP 格式和编写 SOP 时，该标准格式的建立基于一些基本要素。

4.1 标准操作规程模板（Standard Operating Procedure Template）

每个 SOP 都应当/必须包括以下基本标准结构：

（1）目的/范围/职责

——标题（目标和目的）；

——范围（适用区域）；

——SOP 所涵盖的职责。

（2）授权和变更控制

——文件编号（见 EuBIS 文件编码）；

——版本（见 EuBIS 文件编码）；

——页码；

——文件发放数（副本数量）；

——文件类别（见 EuBIS 文件编码）；

（示例：WP——工作程序文件，PP——生产程序文件，TP——检测程序文件，EP——设备管理程序文件，WS——工作表单，RF——登记表单，

GP——一般程序文件，OP——操作规程，QM——质量手册）。

——编写/修订人（责任人姓名和签名）；

——编写/修订日期；

——生效日期；

——截止日期（两次修订之间的最长间隔不得超过 2 年）；

——复核人（责任人姓名和签名）；

——复核日期；

——授权日期；

——授权人（责任人姓名和签名）；

——授权人签字日期；

——变更说明。

（3）操作规程说明

——流程图；

——工作内容说明。

（4）不符合项程序

（5）文件管理

（6）附录

——文献；

——参考资料；

——定义（术语）；

——相关的 SOP 文件；

——相关工作表单或文件。

这些基本要素构成了 SOP 的规范要求（图 7）。下文举例说明了这些基本要素在编制 SOP 时的实际应用，相关内容也可从 EuBIS 项目网站（www. eubis-europe. eu）下载。

使用流程图可以阐明 SOP 中的某个特定过程或主题，流程图的设计应具有可变通性，以便根据实际工作需要进行局部调整。然而，为了与质量体系中应用的程序相契合，某些重要的特殊要求应予以采纳。具体要求如下：

——使用国际标准符号绘制流程图；

——流程图应简单明了，以便于明确整个工作流程中的关键决策点。后续对重要决策点使用分解的流程图进行详细说明；

——用上面这种方法时，要确定是在单个 SOP 中描述某个特定过程，还是在多个相互关联的 SOP 中描述，更便于工作的开展。

流程图建立的说明见 3.4。以下具体解释了如何使用上述 SOP 模板的基本要素。

4.1.1　目的/范围/职责（Purpose/Scope/Role）

（1）标题（目标和目的）

用以描述 SOP 目的的标题要简明扼要（例如：献血者 ABO 血型鉴定）。

（2）范围

明确发放 SOP 的机构、部门或单位。描述时应该准确而精炼［例如：献血者筛查单位和（或）部门］。依据指令 2002/98/EC 第 11（1）条和附录 I 的 B 部分，对 SOP 发放范围的描述可与质量手册或质量体系文件中给出的组织机构相关联。

（3）SOP 所涵盖的职责（岗位描述、人员职责）

SOP 涵盖的过程中所涉及的岗位包括责任人/有资质人员（由指令定义）。

这些信息也可以根据组织结构图和/或岗位描述，在质量体系文件和/或质量手册中加以体现。

4.1.2　授权和变更控制（Authorisation and Change Control）

授权和变更控制是控制体系文件中的一个关键机制，它确保只提供现行版本的文件，并系统地删除旧版文件。

有关新/修订文件的变更控制指南，请参阅 3.5。

授权书必须包括文件的生效日期和截止日期。此外，还必须包括编制日期以及相应的复核日期和授权日期。除了这些日期，还必须记录与这些行为相关的责任人的姓名和签字。相关职责应在质量手册或质量体系文件中进行明确。授权书也应明确 SOP 发放数和文件复制程序（见下文）。

虽然对 SOP 中的有效期无强制要求，但质量体系文件必须明确对包括 SOP 在内的所有文件审核的间隔时间。审核通常是每年进行 1 次，且最长时间间隔不应超过 2 年。文件审核的目的不仅在于对包括责任人、一般程序文件/操作过程、设备、试剂、场所和方法（如血液采集、分析检测）等内容的变化在质量体系中对其进行变更，而且还在于提高质量。依据复核结果，可能需要对文件进行修订，该修订用适宜的修订编号（"新"版本号）进行表示。所有的修订文件遵循与新 SOP 相同的验证和授权流程（详见 3.5）。

（1）文件编号及版本（文件编码）

文件标识所用代码方法应在质量手册或质量体系文件中加以说明。

以 EuBIS 文件编码为例，对如何建立一个标识系统加以说明：

编码：SOP 编号-版本。

文件编码：2~3 种字符。

文件编号：3 位数的数字。

文件版本号：用字母 A~Z（保证唯一性，例如：版本 A、ZA 等），或者用 3 位数的数字代替。

（编码示例：TP001-A=SOP 检测程序 1，版本 A）

文件编码可参照质量职能部门使用如下类别建立的文件体系结构：

——质量手册（QM）；

——一般程序文件（GP）；

——工作程序文件（WP）；

——检测程序文件（TP）；

——设备管理程序文件（EP）；

——生产程序文件（PP）；

——智能技术程序文件（IT）；

——行政管理程序文件（AP）；

——工作表单（WS）。

（2）页码

页码编码必须从文件的第 1 页开始。每个页码的组成必须包含当前页码与文件总页数（如：1/8，2/8，3/8…）。

（3）文件发放数（副本数量）

SOP 原件应保存在质量管理办公室，授权副本应发放给 SOP 的相关使用人员。必须建立"授权"副本的识别体系（例如：使用特殊的纸张打印副本，或使用彩色印章对副本加以标识）。

（4）变更说明（与前一版本相比）

请描述或列出变更的内容以及变更的理由（例如："由于引入去白细胞血液成分而引起整个生产工艺的改变"）。有关变更的更多详情可在新的或修订的 SOP 培训记录中列出。

4.1.3 操作规程说明（Description of Operating Procedure）

包括：

（1）流程图（3.4）；

（2）工作内容说明。

应使用清晰、简洁的文字对 SOP 这部分内容的过程加以描述。为了简化此过程，建议预先绘制流程图。流程图逐步描述包括关键决策点在内的所有过程。

流程图的应用取决于待编写 SOP 的复杂性。例如，在编制使用商业试剂盒进行 ABO 血型分型的 SOP 时，将参照制造商提供的试剂盒说明书，故流程图的用处可能就不大。相比而言，在制备浓缩红细胞的过程中使用流程图将非常有益。流程图对包括相关责任人在内的所有过程和决策点给予了清晰的概述。

使用流程图和定义关键点的指南，请参阅 3.4。

4.1.4 不符合项程序（指令 2005/62/EC 附录 9）[Procedure for Non Conformance（Directive 2005/62/EC，Annex 9）]

按照最佳的实际操作编写 SOP 时，对发生不符合项情况下所要采取的有效措施加以描述尤为重要。在编写 SOP 的过程中，编写人通常专注于"正常或常规"的流程，而对潜在的不符合项有所忽略。因此，强烈建议血站的质量管理部门建立一个通用控制系统，以有效监测不符合项事件的发生。这个通用系统可使用决策途径和报告格式（工作表）处理包含在不同类型文件的 SOP 层级文件中的不符合项事件。有关这个系统本身的描述，将在质量手册或质量体系文件中加以体现。在实际工作中，若与规定的工作描述不符或出现意外的差错，应将需要采取的措施或遵循的规章制度纳入 SOP 中。

纠正和预防措施体系应确保现有产品的不合格情况或质量问题能够得到纠正，并且能够防止此类问题再次发生。血站应该建立适宜的方法和程序，将产品或质量问题纳入纠正和预防措施体系中。

质量问题的处理方法不仅仅包含在 SOP 层级文件中，通常还在更高层级文件（例如：质量手册、质量体系文件、程序文件）中有所体现。

指令 2005/62/EC 也强调了不符合项的重要性。指令 2005/62/EC 第 9 条针对出现不符合项时需要处理的几个关键问题做了如下描述：

9.1 偏差（Deviations）

在特殊情况下，经临床有处方权的医生和血站的输血医生签字同意后，才能将不符合指令2004/33/EC附录V中规定的质量标准的血液成分发往临床输注。

9.2 投诉（Complaints）

包括严重不良反应和严重不良事件在内的所有投诉及其他相关信息均应记录在案，这些信息可能提示发出的血液成分存在质量问题。另外，还要详细调查血液成分出现质量问题的原因。必要时，需要对这些血液成分予以召回，并实施纠正预防措施以防止此类质量问题再次发生。应制定相应的程序，并根据相关监管要求将发生的严重不良反应或严重不良事件报告给主管部门。

9.3 召回（Recall）

1. 血站内应有授权人员对血液和血液成分是否召回进行评估，并进行协调和采取必要的措施。
2. 建立有效的召回程序，程序中应规定各部门的职责、采取的措施（包括通知主管部门）。
3. 在规定的时间内采取措施，包括追踪所有相关的血液成分，并在适当时进行血液追溯。调查的目的是确定可能造成输血反应的献血者，并收回该献血者捐献的尚未使用的血液成分，同时告知该血液的使用医院和受血者可能存在的风险）。

9.4 纠正预防措施（Corrective and Preventive Actions）

1. 建立对不合格血液成分和质量问题采取纠正预防措施的程序。
2. 对数据进行例行分析，识别可能需要采取纠正措施的质量问题，或识别可能需要采取预防措施的质量风险。
3. 对所有差错和事故均应记录在案并进行调查，以确认需要纠正的系统问题。

4.1.5 文件管理（Documentation）

程序文件和记录对于质量体系至关重要。它确保了工作的标准化，使血液成分的采集、制备、检测、放行、储存和配送过程中的所有步骤都具有可追溯性。

所有记录至少保存30年（指令2002/98/EC）。

指令2005/62/EC附录第5条对附加要求进行了定义，如下所示：

> **5 文件管理（Documentation）**
>
> 1. 涵盖血站所有执业活动的规范、程序和记录等文件应在工作场所触手可得，并且是最新版本。
> 2. 记录应清晰可辨，可以是纸质记录，也可转移到其他媒介（如微缩胶卷）上或在计算机系统中进行记录。
> 3. 对文件的所有重大更改均应及时进行，并由授权人员进行复核、注明日期并签名。

4.1.6 附录（Annex）

附录中包括所有与 SOP 相关的附件，如下：

（1）文献

引用文献来说明实验室所用各种试验方法的试验原理，包括大型自动化检测设备的原理［例如：通过 PRISM ©平台使用酶免疫分析（EIA）技术进行献血者筛选］。

（2）参考资料

参考资料可以是用于描述通用商业试剂盒的制造商手册，也可以是设备手册（例如：用于操作离心机、血液分离机或实验室检测设备的手册）。

引用这些参考资料时，应准确使用制造商手册中的相关内容进行描述（包括版本号或发布/发行日期）。

（3）定义（术语）

（4）相关的 SOP 文件（例如：设备记录表）

（5）相关工作表单或文件

文件资料包括记录和/或过程记录，例如 SOP 中使用的表格、清洁消毒记录、献血者召回记录等。

SOP 的内容除了与欧洲血液相关法规相关联，还应与国际或国家指南相关联［例如：GMP 指南。在一些欧洲国家（例如德国），可能有一些国家法规（例如《输血和制药法》）也会影响 SOP 的编写］。

SOP 编写参考的重要依据：

——指令 2002/98/EC；

——质量手册/质量体系文件［根据指令 2002/98/EC 附录Ⅰ的 B 部分和第 11（1）条］

——指令 2004/33/EC；

——指令 2005/61/EC；

　　——指令 2005/62/EC；

　　——国家法规；

　　——国家指南。

　　总之，为了使 SOP 更好地实施，其编写实质上取决于上述所有相关内容。图 7 给出了这些原则和 SOP 布局的结构示意图。

　　为了便于编写 SOP，特别是对于那些具有不同来源 SOP 系统的血站或者想修改现行 SOP 系统的那些使用欧洲血液法规的血站，包括 EuBIS Master-SOP 格式在内的相关手册，可以从项目的网站首页（www.eubis-europe.eu）下载原始文件，也可通过手册的编辑订购。

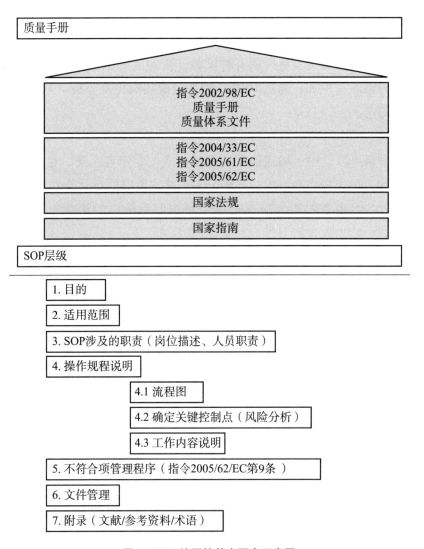

图 7　SOP 编写的基本要素示意图

（**Figure 7　Schematic Presentation of the Minimum List Required by an SOP**）

4.2 EuBIS 质量体系文件 （EuBIS Master SOP）

EuBIS 质量体系文件见表 6。

表 6　EuBIS 质量体系文件

（Table 6　EuBIS Master SOP）

	EuBIS	
EU–SOP	SOP	第 1 页，共 4 页

范围：机构/部门（发布 SOP 的部门）

SOP 文件编码（例如：EU–SOP） 文件版本（例如：版本 1.0）	
标题：	EuBIS SOP 体系文件
有效时间：	生效日期 截止日期 必须建立文件控制程序以保证文件定期审核和留档
替代版本：	文件编码和文件版本
变更：	描述/列出与上一个版本文件相比的变更内容 变更原因
发放：	原件：质量管理办公室 副本编号（例如：1、2、3 等） 可使用电子版本作为副本
编写人：	审核人和授权人：
日期：	日期：
人员姓名：	人员姓名：

文件名称：EuBIS SOP–Master Version 1.0. doc

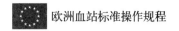

表 6（续）

[**Table 6**（Continued）]

	EuBIS	
EU-SOP	SOP	第 2 页，共 4 页
范围：机构/部门（发布 SOP 的部门）		

1 目的

2 适用范围

3 SOP 涉及的职责（岗位描述、人员职责）

列出 SOP 涉及的关键人员和具体资质人员（由指令确定）。
根据组织结构图和工作描述，现场体系文件和/手册可确定。

4 操作规程说明

4.1 流程图

4.2 确定关键控制点（风险分析）

4.3 工作内容说明

文件名称：EuBIS SOP-Master Version 1.0.doc

表 6（续）

[**Table 6**（Continued）]

	EuBIS	
EU-SOP	SOP	第 3 页，共 4 页
范围：机构/部门（发布 SOP 的部门）		

5 不符合项程序（指令 2005/62/EC 第 9 条）

对工作中经常发生或偶然发生的质量差错，明确处理措施和原则。

当出现不合格产品和质量问题时，纠正预防系统可以处理此类问题并防止类似问题的发生。血站应有适当的方法和程序将产品或质量问题输入纠正预防系统。

对质量要素的要求并不受限于 SOP 文件水平。通常，这些处理原则应该包含在更高级别的文件中（例如：质量手册/质量体系文件/程序文件）。

6 文件管理

程序文件和记录对质量保证体系至关重要。它保证工作完成的标准化，以及血液成分采集、制备、检测、放行、储存及配送等环节的可追溯性。

所有记录应保存至少 30 年（指令 2002/98/EC）。

文件名称：EuBIS SOP-Master Version 1.0.doc

表 6（续）

[**Table 6**（Continued）]

	EuBIS	
EU-SOP	SOP	第 4 页，共 4 页
范围：机构/部门（发布 SOP 的部门）		

7　附录

　　——文献（例如：在行业期刊上发表的论文）；

　　——参考资料（例如：制造商手册、试验过程说明）；

　　——术语；

　　——相关 SOP 文件（例如：设备日志）；

　　——文件中使用的记录和/或规程（例如：SOP 中涉及的表格、清洁消毒记录、献血者召回记录）。

　　SOP 编写参考的重要依据：

　　——指令 2002/98/EC；

　　——质量手册/质量体系文件［指令 2002/98/EC 附录 I 的 B 部分和第 11（1）条］；

　　——指令 2004/33/EC；

　　——指令 2005/61/EC；

　　——指令 2005/62/EC；

　　——国家法规；

　　——国家指南。

　　重要提示：

　　本项目的目的不是提供一个机构使用的操作规程，而是提供一个建立 SOP 的范本，以及被所有机构不同的后勤保障部门与业务部门所使用的逻辑框架。

　　EuBIS SOP 体系文件是以欧盟血液法规为基础建立的血站质量体系文件最佳实践范例（指令 2002/98/EC 和指令 2005/62/EC）。

文件名称：EuBIS SOP-Master Version 1.0.doc

4.3 特殊SOP格式（检测和设备）[Special SOP Formats (Testing and Equipment)]

血站负责制备血液成分。为了降低患者因输注血液成分而引起的不良反应和/或传染性疾病的风险，在血液成分放行前需要进行某些检测。指令2002/98/EC附录Ⅳ要求对全血和单采成分血（包括自体储血）进行以下检测项目：

（1）ABO血型（原料血浆除外）；

（2）Rh（D）血型（原料血浆除外）；

（3）检测献血者以下传染性指标：

——HBs-Ag（乙肝表面抗原）；

——抗HCV（丙肝抗体）；

——抗HIV 1/2（人类免疫缺陷病毒1型和2型特异性抗体）。

这些参数的检测是生产质量管理规范的重要组成部分。除GMP指南外，还应考虑GLP[①]。特别是同时承担献血者和患者血液样本检测的血站，必须使用这两种标准来建立良好的质量体系。一些欧盟成员国已按照国际标准化组织（ISO）的要求对血站进行了认证。

目前，欧盟成员国的大多数血站都开展了服务于临床治疗的输血相容性检测，患者样本检测可以和献血者样本检测在同一个实验室进行。然而，虽然检测原理相似，实际上这两种样本的检测设施是单独设置的（例如：免疫血液学实验室）。无论何种情况，血站都必须建立检测相关的SOP。除了GMP/GLP和ISO标准外，这些SOP的重要性在指令2002/98/EC附录Ⅰ中也

---

① European Directives for Good Laboratory Practice（GLP）：

Directive 2004/9/EC lays down the obligation of the Member States to designate the authorities responsible for GLP inspections in their territory. It also comprises reporting and internal market（=mutual acceptance of data）requirements. The Directive requires that the OECD Revised Guides for Compliance Monitoring Procedures for GLP and the OECD Guidance for the Conduct of Test Facility Inspections and Study Audits must be followed during laboratory inspections and study audits. Directive 2004/9/EC has replaced Directive 88/320/EEC as of 11 March 2004.

Directive 2004/10/EC requires Member States to take all measures necessary to ensure that laboratories carrying out safety studies on chemical products comply with the OECD Principles of Good Laboratory Practice. Directive 2004/10/EC replaces Directive 87/18/EEC.

有解释。

为了 SOP 中检测方法描述的标准化，现行质量手册应当对常用质量要素进行定义。这些要素能以多种形式整合到不同的 SOP 中。一般来说，建议将 SOP 中描述实验室检测的方法或用于检测的设备（例如：离心机）的维护等内容列为关键要素。实际上，可以将检测项目 SOP、设备 SOP 和日志等信息联合使用，用于制定校准清单。举例见图 8。

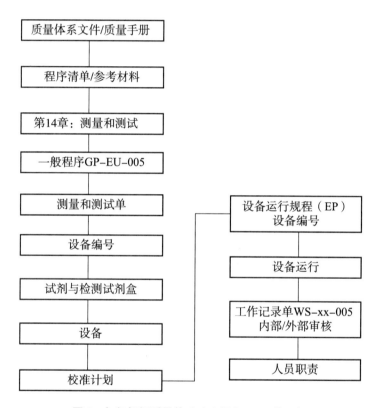

图 8　如何根据质量体系建立设备 SOP 的示例

（**Figure 8　Example on How to Organize Equipment SOPs in the Context of a Quality System**）

根据表 7 和表 8 制定检查清单，对 SOP 进行自查，判断其是否涵盖表中所列基本内容。更多的 SOP 示例参见下文所列 EuBIS SOP 相关文件。如前所述，这些 SOP 示例可以为那些零基础的机构提供一个参考，其他机构可以将其现有文件与检查清单进行比较，可能会发现其 SOP 体系需要扩展的质量要点。

表7　实验室检测程序质量相关的信息

（Table 7　Laboratory Testing Procedures—Quality Relevant Information）

序号 （No.）	参数 （Parameter）
1	分析参数及缩写
2	检测方法及检测原理
3	参考范围
4	检测范围
5	单位和换算系数或公式（如适用）
6	检测材料
7	最小样本体积
8	最小检测样本体积
9	预试验要求
10	校准
11	试验前样本储存
12	与方法（检测）相关的设备
13	试剂（包括生产商/订单号或采购来源）
14	详细检测程序（可选表格/图表和流程图）
15	变异因素
16	检测适宜性（适用范围）
17	技术授权标准
18	不符合项的纠正和预防措施程序
19	释义和文献资料
20	试验后样本储存
21	检测确认记录
22	质量控制（内部/外部）

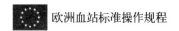

表8 实验室设备质量相关的信息

（Table 8 Laboratory Equipment—Quality Relevant Information）

序号 （No.）	参数 （Parameter）
1	设备名称及型号
2	生产商及地址
3	序列号
4	库存设备编号
5	场所/房间号
6	生产年份
7	购买日期
8	生产商提供的设备安装手册及人员培训手册
9	运输条件
10	服务
11	服务合同（紧急故障服务）
12	责任人
13	工作原理
14	检测原理
15	检测范围
16	精密度
17	校准和适宜性
18	使用说明书
19	设备维护说明书（内部/外部）
20	不符合项的纠正和预防措施程序
21	归档（例如：日志）
22	验证（确认）
23	参考文献/附录

4.3.1 EuBIS 格式的标准检测程序（实验室）[Standard Test Procedure（Laboratory）Using the EuBIS Format]

EuBIS 格式的标准检测程序（实验室）见表9。

表9 EuBIS 格式的标准检测程序（实验室）

[**Table 9 Standard Test Procedure（Laboratory）Using the EuBIS Format**]

	EuBIS	
EU-SOP	SOP	第1页，共4页
范围：机构/部门（发布 SOP 的部门）		

<table>
<tr><td colspan="2">标准检测程序（TP）
EU-SOP-TP001/1.0 版
（文件编码/文件版本）</td></tr>
<tr><td>标题：</td><td>描述试验程序的 SOP 格式
（例如：ABO 分型试验）</td></tr>
<tr><td>有效时间：</td><td>生效日期
截止日期
必须建立文件控制程序以保证文件定期审核和留档</td></tr>
<tr><td>替代版本：</td><td>文件编码和文件版本</td></tr>
<tr><td>变更：</td><td>描述/列出与上一版本文件相比的变更内容
变更原因</td></tr>
<tr><td>发放：</td><td>原件：质量管理办公室
副本编号（例如：1、2、3等）
可使用电子版本作为副本</td></tr>
<tr><td>编写人：</td><td>审核人和授权人：</td></tr>
<tr><td>日期：</td><td>日期：</td></tr>
<tr><td>人员姓名：</td><td>人员姓名：</td></tr>
<tr><td colspan="2"></td></tr>
</table>

文件名称：EU-SOP-TP001_V01-Test Procedure（TP）. doc

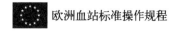

表 **9**（续）

[**Table 9**（Continued）]

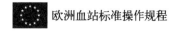	EuBIS	
EU-SOP	SOP	第 2 页，共 4 页
范围：机构/部门（发布 SOP 的部门）		

1 目的

2 适用范围

3 SOP 涉及的职责（岗位描述、人员职责）

4 试验

5 英文缩略语表

6 检测方法

7 检测原理

8 参考范围

9 检测范围

10 单位

11 换算系数或公式

文件名称：EU-SOP-TP001_V01-Test Procedure（TP）. doc

表 9（续）

[**Table 9**（Continued）]

![EU flag]	EuBIS	
EU-SOP	SOP	第 3 页，共 4 页
范围：机构/部门（发布 SOP 的部门）		

12 检测材料

13 最小样本体积

14 最小检测样本体积

15 试验前的要求

16 校准

17 试验前的样本储存

18 设备（检测）

19 试剂（包括生产商/订购数量或来源）

20 检测程序（可选的表格/图形和流程图）

21 变异因素

22 检测的适宜性（指标）

文件名称：EU-SOP-TP001_V01-Test Procedure（TP）．doc

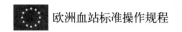

欧洲血站标准操作规程

表9（续）

[**Table 9**（Continued）]

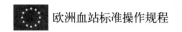	EuBIS	
EU-SOP	SOP	第4页，共4页
范围：机构/部门（发布 SOP 的部门）		

23 技术授权标准

24 不符合项程序

25 释义和文献资料

26 试验后样本储存

27 检测确认记录

28 质量控制（内部/外部）

29 参考文献/资料

30 附录

文件名称：EU-SOP-TP001_V01-Test Procedure（TP）. doc

4.3.2　EuBIS 格式的标准设备程序（Standard Equipment Procedures Using the EuBIS Format）

EuBIS 格式的标准设备程序见表10。

表 10　EuBIS 格式的标准设备程序

（Table 10　Standard Equipment Procedures Using the EuBIS Format）

	EuBIS	
EU-SOP	SOP	第1页，共3页
范围：机构/部门（发布 SOP 的部门）		

标准设备程序（EP） EU-SOP-EP001/1.0 版 （文件编码/文件版本）	
标题：	描述设备功能和维护事项的 SOP 格式
有效时间：	生效日期 截止日期 必须建立文件控制程序以保证文件定期审核和留档
替代版本：	文件编码和文件版本
变更：	描述/列出与上一版本文件相比的变更内容 变更的原因
库存设备编号：	EP-xx-yy/编号
发放：	原件：质量管理办公室 副本编号（例如：1、2、3等） 可使用电子版本作为副本
编写人：	审核人和授权人：
日期：	日期：
人员姓名：	人员姓名：

文件名称：EU-SOP-EP001_V01-Equipment Procedure（EP）.doc

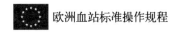

表 10（续）

[**Table 10**（Continued）]

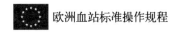	EuBIS	
EU-SOP	SOP	第2页，共3页
范围：机构/部门（发布 SOP 的部门）		

1　设备名称和类型

2　制造商和生产地址

3　产品序列号

4　设备清单号

5　位置/房间号（场所）

6　生产年份

7　购买日期

8　生产商提供的设备安装手册及人员培训手册

9　运输条件

10　服务

11　服务合同（紧急故障服务）

文件名称：EU-SOP-EP001_V01-Equipment Procedure（EP）. doc

表 10（续）

[**Table 10**（Continued）]

	EuBIS	
EU-SOP	SOP	第3页，共3页
范围：机构/部门（发布 SOP 的部门）		

12　责任人

13　工作原理

14　检测原理

15　检测范围

16　精密度

17　校准和适宜性

18　使用说明书

19　设备维护说明书（内部/外部）

20　不合格程序

21　归档（例如：日志）

22　验证（确认）

23　参考文献/附录

文件名称：EU-SOP-EP001_V01-Equipment Procedure（EP）. doc

4.4 涵盖质量控制关键点的 SOP 范例（SOP Examples Covering Critical Quality Activities）

这一章节以血站日常工作中的 4 个高风险工作为例，介绍了该如何编写相应的 SOP。

为了涵盖这些活动，由参与此次项目的各血站的资深员工所组成的工作组编写了这些 SOP。但这些只是范例，各血站应根据自身情况进行调整，以达到有效涵盖良好执业全过程的目的。

所举范例见表 11。

表 11 4 个高风险工作的 SOP 名称列表
（Table 11 List of 4 High Risk Activities of SOPs）

章节 （Chapter）	编码 （SOP-ID）	SOP 标题（参与者） ［SOP-Title（Participants）］	工作组 （WG）
4.4.1	EU-SOP-WP001/ 1.0 版	采血现场献血者标识和识别 荷兰（负责人）、塞浦路斯、冰岛、意大利	WG 1
4.4.2	EU-SOP-WP002/ 1.0 版	急诊的血型鉴定和相容性检测 英国（负责人）、比利时、保加利亚、罗马尼亚	WG 2
4.4.3	EU-SOP-WP003/ 1.0 版	单采血小板的采集和加工 德国（负责人）、捷克共和国、匈牙利、马耳他、波兰	WG 3
4.4.4	EU-SOP-WP004/ 1.0 版	血液成分储存区域和运输链温度控制的确认 法国（负责人）、爱沙尼亚、爱尔兰、苏格兰	WG 4

4.4.1　采血现场献血者标识和识别（Labelling and Donor Identification at Collection Site）

采血现场献血者标识和识别见表 12。

表 12　采血现场献血者标识和识别

（**Table 12　Labelling and Donor Identification at Collection Site**）

	EuBIS	
EU-SOP	SOP	第 1 页，共 8 页
范围：机构/部门（发布 SOP 的部门）		

标准工作流程（WP） EU-SOP-WP001/1.0 版 （文件编码/文件版本）	
标题：	采血现场献血者标识和识别
有效时间：	生效日期 截止日期 必须建立文件控制程序以保证文件定期审核和留档
替代版本：	文件编码和文件版本
变更：	描述/列出与上一版本文件相比的变更内容 变更的原因
发放：	原件：质量管理办公室 副本编号（例如：1、2、3 等）
编写人：	审核人和授权人：
日期：	日期：
人员姓名：	人员姓名：

文件名称：EU-SOP-WP001_V01 WG1-Identification. doc

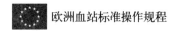

表 12（续）

[**Table 12**（Continued）]

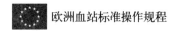	EuBIS	
EU-SOP	SOP	第 2 页，共 8 页
范围：机构/部门（发布 SOP 的部门）		

1　目的

本 SOP 的目的是描述通过献血者（ID）识别与标识以实现血液产品的可追溯性。

2　适用范围

本 SOP 适用于血站全部的采血点及流动采血车。

3　SOP 涉及的职责（岗位描述、人员职责）

血站负责人应确保建立可靠的系统，该系统覆盖献血者登记、SOP 的适用情况及能确保 SOP 分发至献血流程中的每一个工作人员。

有资质的医务人员应负责正确地告知献血者献血前须知内容，并将献血者资料及献血信息正确地录入系统。

有资质的医务人员负责献血者的筛选，从而保证献血者及患者的安全。

文件名称：EU-SOP-WP001_V01 WG1-Identification. doc

表 12（续）

[**Table 12**（Continued）]

	EuBIS	
EU-SOP	SOP	第 3 页，共 8 页
范围：机构/部门（发布 SOP 的部门）		

4 操作规程说明

4.1 流程图

参考本文件附件 1。

4.2 关键点表征（风险分析）

参考本文件附件 2。

4.3 活动描述

4.3.1 预备献血者告知信息

献血前必须告知献血者献血相关风险。除此之外，还应当根据指令 2004/33/EC 附录 Ⅱ 的 A 部分的规定告知献血者其他献血须知内容，包括：

——告知献血者提供准确个人信息的重要性；

——培训员工提供有效的告知内容。

4.3.2 献血者核查

1）每次献血前都必须核查献血者身份[1]。献血者核查信息包括以下任一条：

——姓名和出生日期；

——姓名和个人身份证件号码；

——姓名和献血者编号。

能够证明献血者身份的文件需包含献血者的姓名、出生日期和照片[2]。

2）献血者个人资料的收集可以由非医务人员完成而无须考虑任何献血者隐私保护。应当注意的是，应确保献血者如实、完整地填写包含个人资料内容的献血登记表。其中个人资料应以大写印刷字体的形式打印或手写。可将个人资料录入计算机系统中

---

[1] 献血者核查不严格有可能会导致采集血液的报废。

[2] 首选用于献血者核查的证件包括：献血证、驾驶证、身份证、护照、军人证、学生证、公司（工作）证、信用卡。

文件名称：EU-SOP-WP001_V01 WG1-Identification. doc

表12（续）

[**Table 12**（Continued）]

![EU flag]	EuBIS	
EU-SOP	SOP	第4页，共8页
范围：机构/部门（发布SOP的部门）		

或仅手工登记，其中也包括献血特定信息（如额外样本、检测结果、不良反应）。

3）每次献血必须具有唯一性编码，此编码必须可追溯到献血者。

4）具有唯一性献血码的标签必须通过以下任一方式产生：

——由计算机信息系统打印；

——使用预先印制的标签。

如果使用预先印制的标签，则应核对贴签过程，以确保献血者和献血编码之间的一致性。

4.3.3 筛选标准和献血者资格

1）必须使用献血码标识献血登记表（标签或手写）。必须使用回形针、订书机、文件封等方式将献血登记表和标签牢牢地固定。

2）进行健康检查前，应再次核对献血者身份。健康检查必须在一个独立的区域中进行，以保护献血者隐私。由具有资质的医务人员对献血者进行健康征询和评估。征询结束后，献血登记表必须由有资质的医务人员和献血者共同签名。

3）如果献血者需延迟献血，必须向献血者解释延迟献血的原因和后续处理建议。

4.3.4 采血和标识

1）即将采血前，应通过下列方法中的任一种再次核查献血者身份：

——核对献血者的姓名和出生日期；

——核对献血者的姓名和个人身份证件号码；

——核对献血者的姓名和献血者编号。

2）应核查确认献血者身份与计算机信息系统打印标签上所示的献血码之间的一致性（见4.3.2）。血袋和样本管标签的粘贴应在采血之前完成。

3）如需进行第二次穿刺，应当更换新的血袋，该血袋上需粘贴有显示唯一性献血码的标签。

4）整个采血过程结束后，由具有资质的医务人员签署献血证明。

文件名称：EU-SOP-WP001_V01 WG1-Identification. doc

	EuBIS	
EU-SOP	SOP	第 5 页，共 8 页
范围：机构/部门（发布 SOP 的部门）		

4.3.5 采集的血液和样本的储存及运输

采集的血液必须储存在洁净场所，以确保标签、血袋和样本管的完整性，血液运输时也必须符合相同的要求。

5. 不符合项程序

1）献血者核查

献血者核查的不符合项会导致血液可追溯性以及献血者和/或采集血液的一致性无法得到保证。如果发现有任何献血者、血液样本或献血码混淆的现象，应当将该血液报废。

2）筛选标准的符合性

对于不符合筛选标准的献血者，应当延迟献血。如果该不适宜献血的情况是在献血后得知的，医生应当判断其延迟献血的原因是为了保护献血者避免献血不良反应还是为了保护受血者避免输血不良反应。如果原因（仅仅）是为了保护献血者，那么采集的血液可以进行进一步加工；如果原因是为了保护受血者，则应当将该血液报废。

3）场所和设备条件

必须严格控制血液采集相关场所和设备的条件以保证其洁净和卫生。如发现有不符合项，应停止采血，并联系负责人以决定应采取的纠正措施和后续再评价流程。

4）皮肤消毒

采血前消毒穿刺部位对预防微生物感染至关重要。如发现有不符合项，应当将采集的血液报废。

5）储存和运输条件

必须严格控制储存和运输条件，以保证其洁净和卫生，并防止标签、血袋或样本管遭到损坏。如发现有不符合项，应停止采血，由负责人决定应采取的纠正措施和后续再评价流程。

文件名称：EU-SOP-WP001_V01 WG1-Identification. doc

表 12（续）

[**Table 12**（Continued）]

	EuBIS	
EU-SOP	SOP	第 6 页，共 8 页
范围：机构/部门（发布 SOP 的部门）		

6. 文件管理

所有记录应至少保存 30 年（指令 2002/98/EC）。

7. 附录

——文献（例如：在同行评议的期刊上发表的文章）；

——参考资料（例如：制造商手册、检测流程说明书）；

——专业术语；

——SOP 相关文件（例如：设备日志）；

——用于该文件的记录和/或程序（例如：本 SOP 中使用的表格、献血者回告记录）。

即列出与操作说明书有关的相关文献/参考资料［例如：指南（标准规范）、制造商参考资料/手册］。

文件名称：EU-SOP-WP001_V01 WG1-Identification. doc

表 12（续）

[**Table 12**（Continued）]

	EuBIS	
EU-SOP	SOP	第 7 页，共 8 页
范围：机构/部门（发布 SOP 的部门）		

附件 1　流程图

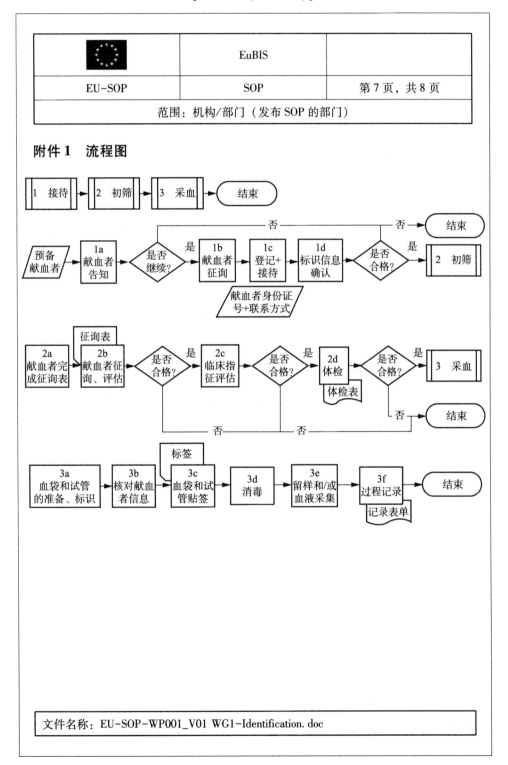

文件名称：EU-SOP-WP001_V01 WG1-Identification.doc

表12（续）

[**Table 12**（Continued）]

	EuBIS	
EU-SOP	SOP	第8页，共8页
范围：机构/部门（发布SOP的部门）		

附件2 风险分析

关键控制点	中断可追溯性	降低献血积极性	不符合项	微生物污染	物理性污染	血液制品/献血者短缺	负面的经济效应
1a 献血者告知	否	是	是	否	否	是	是
1c 献血者登记、接待	是	是	是	否	否	是	是
2b 献血者征询、评估	是	是	是	是	否	是	否
2d 体检	是	是	是	是	否	是	是
3a 血袋和试管的准备、标识	是	否	是	是	是	否	是
3e 样本管留样	是	否	是	是	是	否	否
3e 血液采集	是	否	是	否	是	是	是

文件名称：EU-SOP-WP001_V01 WG1—Identification. doc

4.4.2 急诊的血型鉴定和相容性检测（Blood Group Determination and Compatibility Testing in Emergency）

急诊的血型鉴定和相容性检测见表13。

表 13 急诊的血型鉴定和相容性检测

（**Table 13 Blood Group Determination and Compatibility Testing in Emergency**）

	EuBIS	
EU-SOP	SOP	第1页，共6页
范围：机构/部门（发布 SOP 的部门）		

标准工作流程（WP） EU-SOP-WP002/1.0 版 （文件编码/文件版本）	
标题：	急诊的血型鉴定和相容性检测
有效时间：	生效日期 截止日期 必须建立文件控制程序以保证文件定期审核和留档
替代版本：	文件编码和文件版本
变更：	描述/列出与上一版本文件相比的变更内容
发放：	原件：质量管理办公室 副本编号（例如：1、2、3 等）
编写人：	审核人和授权人：
日期：	日期：
人员姓名：	人员姓名：

文件名称：EU-SOP-WP002_V01 WG2-Emergency Testing. doc

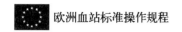

	EuBIS	
EU-SOP	SOP	第 2 页，共 6 页
范围：机构/部门（发布 SOP 的部门）		

1 目的

本 SOP 旨在介绍急诊情况下发放红细胞的流程，包括血型鉴定和相容性检测。

2 适用范围

有专业服务支持的血站/血库。

3 SOP 涉及的职责（岗位描述、人员职责）

血液的采集和安全有效的成分血的制备取决于具备充足的、有适当资质且经过培训的工作人员。

依据组织结构图和/或岗位描述，指定负责人（例如：申请输血的医生/输血专家）。

文件名称：EU-SOP-WP002_V01 WG2-Emergency Testing. doc

表13（续）
[**Table 13**（Continued）]

	EuBIS	
EU-SOP	SOP	第3页，共6页
范围：机构/部门（发布SOP的部门）		

4 操作规程说明

4.1 流程图

质量体系文件/质量手册的编写依据：

——欧盟指令；

——国家法规；

——指南。

注：复核每次执行SOP的工作结果，以发现错误。

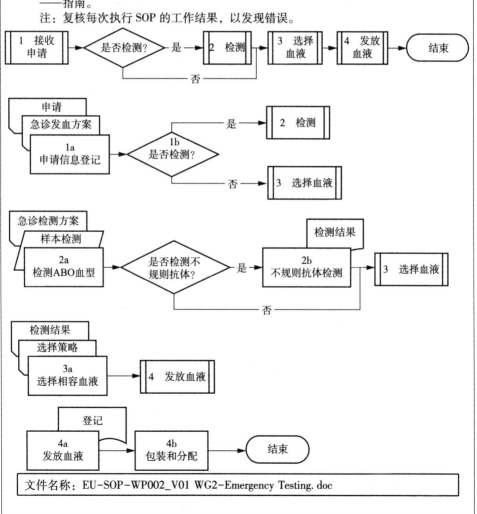

文件名称：EU-SOP-WP002_V01 WG2-Emergency Testing. doc

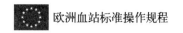

表 13（续）

[**Table 13**（Continued）]

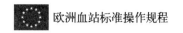	EuBIS	
EU-SOP	SOP	第 4 页，共 6 页
范围：机构/部门（发布 SOP 的部门）		

4.2　活动描述

1a　被授权人可通过电话、当面或书面形式提出新的申请或急诊申请［见附件策略（1）和（5）］。

- 商定提供红细胞的时间段；确定是否紧急。

1b　确定是否可提供用于检测的患者样本，或者是否已有合适的样本或检测结果。应有专门的规范性文件对"合适的样本或检测结果"的定义进行描述，内容应包括对与先前输血有关的标识、存储和采样时间的最低要求［见附件策略（2）］。

- 确定是否可从血库记录中获得已有的红细胞血清学数据。

2a　血型特异性血液发放的检测要求——所有的检测必须经过验证且有恰当的质控，并形成相应文件［见附件策略（4）］。

- 发放完全相容红细胞的检测要求——所有的检测必须经过验证且有恰当的质控，并形成相应文件。

- 以符合当地文件规定的抗体筛查和/或交叉配血的形式，进行间接抗球蛋白检测［见附件策略（7）］。

- 检出不规则抗体的后续程序——所有的检测必须经过验证且有恰当的质控，并形成相应文件。

- 如果抗体筛查阳性，进行抗体鉴定（可能需要转诊）［见附件策略（8）］。

- 如果抗体筛查阴性，但有一袋或多袋血液不相容，调查原因时需要重新鉴定患者和献血者的血型。

3a　如果不能获得合适的检测结果，应当发放 O 型红细胞。

- 必须有书面文件描述 Rh（D）阳性或 Rh（D）阴性红细胞发放条件［见附件策略（9）］。

- 如果接收到合适的样品，指定实验室检测及记录［见附件策略（3）］。根据当地法规，发放相应的 ABO 血型红细胞［见附件策略（9）］，检测出不规则抗体的除外。

- 根据当地法规确定患者 ABO、Rh（D）血型。至少使用两种经过验证的方法检测患者与献血者血液相容性，例如：先前样本的再次定型，或根据当地法规执行［见附件策略（6）］。

- 与临床医师沟通并重新评估患者的状况［见附件策略（8）］。

- 如果进行的检测不全，必须对输血前样本进行相容性检测。有必要使用常规方法对急诊检测结果进行验证。

文件名称：EU-SOP-WP002_V01 WG2-Emergency Testing. doc

表 13（续）

[**Table 13**（Continued）]

	EuBIS	
EU-SOP	SOP	第 5 页，共 6 页
范围：机构/部门（发布 SOP 的部门）		

4a　对包装的外观进行检查，核实包装的完整性、有无溶血、红细胞是否变色或出现凝块。

- 如发放的是应急 O 型红细胞，红细胞可以没有相容性标签［见附件策略（9）］。除此之外，必须贴有相容性标签，标签应包含已规定的患者标识信息［见附件策略（2）］。此外，还可包括有关的相容性检测信息［见附件策略（9）］。

差错的管理应当依据差错管理规定执行［见附件策略（10）］。

对于急诊流程的所有事件、测试结果和参与人员，必须有完整的审核跟踪文件记录。

5. 不符合项程序

（指令 2005/62/EC 第 9 条）

如果有偏离规定的操作或发生意外差错，明确应采取的措施或执行的规定。

纠正预防措施系统应确保现有的不合格产品或质量问题得以纠正，且此类错误不再发生。血站应制定可以将产品或质量问题输入相应纠正预防措施系统的方法和程序。

6. 文件管理

程序文件和记录表单对质量保证体系至关重要。它确保工作得以标准化开展以及血液成分的采集、制备、检测、放行/发放、储存和配送的所有步骤的可追溯性。

所有的记录都应保存至少 30 年（指令 2002/98/EC）。

7. 附录/文献/参考资料

列出有关于工作说明的相关文献/参考资料（例如：指南、操作说明书/手册）。

建议在一个单独的文件中列出各种 SOP 使用的参考文献/资料（例如：质量手册/质量体系文件/一般程序）。

文件名称：EU-SOP-WP002_V01 WG2-Emergency Testing. doc

表 **13**（续）

[**Table 13**（Continued）]

	EuBIS	
EU-SOP	SOP	第 6 页，共 6 页
范围：机构/部门（发布 SOP 的部门）		

急诊交叉配血的支持性策略（必须与当地、地区和国家的指南以及最佳执业相一致）：

1. 常规与紧急输血：

——考虑主要事件。

2. 适用的样品、标签、储存、时效的通用政策。

3. 记录系统：

——纸质的、电子的、已验证的。

4. 验证（互认标准）。

5. 记录口头申请用血（与策略 1 相关）。

6. 特殊 ABO 血型红细胞发放前检测的策略：

——考虑血清学要求和献血者血型定型的准确度，选择单次或双次检测；

——考虑非常规/未完成的检测。

7. 发放完全相容红细胞的检测策略：

——包括一次全身换血的限制。

8. 检测不规则抗体的策略：

——再次向临床医师了解患者情况；

——本机构鉴定；

——转诊鉴定。

9. 发放原则：

——在任何情况下，血液发放以临床需求和检测结果为依据。

10. 差错管理：

——临床责任；

——评审。

文件名称：EU-SOP-WP002_V01 WG2-Emergency Testing. doc

4.4.3 单采血小板的采集和加工（Collection and Processing of Platelet Apheresis Concentrates）

单采血小板的采集和加工见表14。

表 14 单采血小板的采集和加工

（**Table 14 Collection and Processing of Platelet Apheresis Concentrates**）

	EuBIS	
EU-SOP	SOP	第 1 页，共 11 页
范围：机构/部门（发布 SOP 的部门）		

标准工作流程（WP） EU-SOP-WP003/1.0 版 （文件编码/文件版本）	
标题：	单采血小板的采集和加工
有效时间：	生效日期 截止日期 必须建立文件控制程序以保证文件定期审核和留档
替代版本：	文件编码和文件版本
变更：	描述/列出与上一版本文件相比的变更内容 变更的原因
发放：	原件：质量管理办公室 副本编号（例如：1、2、3 等）
编写人：	审核人和授权人：
日期：	日期：
人员姓名：	人员姓名：

文件名称：EU-SOP-WP003_V01 WG3-Platelet apheresis. doc

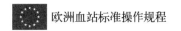

表 14（续）

[**Table 14**（Continued）]

	EuBIS	
EU-SOP	SOP	第 2 页，共 11 页
范围：机构/部门（发布 SOP 的部门）		

1　目的

本 SOP 用于描述单采血小板的加工和制备。

2　适用范围

血站的单采部门。

3　SOP 涉及的职责（岗位描述、人员职责）

血液的采集和安全有效的成分血的制备取决于具备充足的、有资质且经过培训的工作人员。

参与采集和加工的关键人员包括负责人和有资质的人员（由指令规定）。根据组织结构图和/或岗位描述，这些信息也可以体现在质量体系文件和/或质量手册中。

文件名称：EU-SOP-WP003_V01 WG3-Platelet apheresis. doc

表 14（续）

[**Table 14**（Continued）]

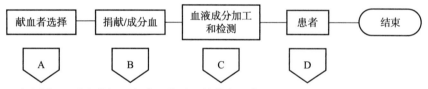	EuBIS	
EU-SOP	SOP	第 3 页，共 11 页
范围：机构/部门（发布 SOP 的部门）		

4　工作细节说明

4.1　包含相关 SOP 工作过程的流程图

流程图 1　基本过程

质量体系文件/质量手册的内容参考依据：

——欧盟指令；

——国家法规；

——国家指南。

献血者选择 → 捐献/成分血 → 血液成分加工和检测 → 患者 → 结束

A　B　C　D

流程图 2　过程分解（包含工作过程的特定要求）

A)　——献血者招募；

　　——献血者选择；

　　——献血前检查；

　　——知情同意。

B)　——单采设备；

　　——单采耗材；

　　——保养液成分（例如：ACD）；

　　——单采耗材的安装；

　　——静脉穿刺/献血者护理；

　　——献血者脱机和单采耗材拆卸；

　　——献血者离开。

文件名称：EU-SOP-WP003_V01 WG3-Platelet apheresis. doc

表 14（续）

[**Table 14**（Continued）]

	EuBIS	
EU-SOP	SOP	第 4 页，共 11 页
范围：机构/部门（发布 SOP 的部门）		

C）——质量控制参数（产品质量控制指标）；

　　——血型检测；

　　——传染病筛查；

　　——附加的实验室检测项目（可选项）；

　　——储存条件；

　　——成分血放行。

D）——成分血配送/发放；

　　本 SOP 应涵盖重要的体系要求和关键控制点：

　　——文件；

　　——可追溯性；

　　——标识；

　　——纠正预防措施（CAPA）；

　　——不符合项。

4.2 相关 SOP 文件

　　——单采设备工作日志；

　　例如：设备操作程序 SOP。包含仪器操作说明（包括校准、服务和维护）。

　　这些 SOP 文件应涉及仪器制造商提供的服务和维护工作日志。在这种情况下，这些制造商的工作日志才能使用。

　　——附加设备工作日志/程序；

　　例如：辐照设备的使用规范和辐照成分血的制备描述，包括辐照操作的安全程序。

　　——文件中应包含使用的记录、操作方法和工作表。

　　例如：清洁消毒计划、献血者回告记录。

文件名称：EU-SOP-WP003_V01 WG3-Platelet apheresis. doc

表 14（续）

[**Table 14**（Continued）]

	EuBIS	
EU-SOP	SOP	第 5 页，共 11 页
范围：机构/部门（发布 SOP 的部门）		

重要提示：

以下部分是根据过程流程图构建的。此流程图把过程进行了分解（献血者、单采设备、成分血、患者）。

建议把每个分解过程单独形成 SOP 来完成全部流程。

SOP 中应参考的重要体系要求：

——欧盟指令；

——国家法律和指南；

——文件管理（见本 SOP 的 6 "文件管理"）；

——可追溯性；

——标识；

——不符合项/纠正预防措施（CAPA）（见本 SOP 的 5 "不符合项程序"）。

4.3 程序说明

4.3.1 献血者招募

献血者招募的一般要求应在质量体系文件或质量手册中规定。

4.3.2 献血者选择

——参照 SOP 中捐献全血献血者的选择标准；

——说明捐献单采血小板献血者的附加选择标准（要依据指南或指令要求）；

——制定非常规情况下的解决策略（例如：低体重的稀有血型献血者）。

如果依据人类白细胞抗原（HLA）或人类血小板抗原（HPA）分型筛选单采血小板，需要考虑以下因素：

——建立献血者登记系统用于识别/查找献血者（例如：通过软件和/或手工系统）；

——描述用于查找匹配献血者的医学标准。

文件名称：EU-SOP-WP003_V01 WG3-Platelet apheresis. doc

表 14（续）

[**Table 14**（Continued）]

	EuBIS	
EU-SOP	SOP	第 6 页，共 11 页
范围：机构/部门（发布 SOP 的部门）		

4.3.3 献血前检查

遵守指令的技术要求：

——体重（>50kg）；

——血红蛋白含量：女性 125g/L，男性 135g/L；

——血小板计数 $150×10^9$/L。

必要时包括的其他参数：

——规定非正常情况的解决策略。

4.3.4 知情同意

使用特定的知情同意文件记录。

知情同意文件的内容描述。

4.3.5 单采设备工作日志

——安装确认（IQ）；

——运行确认（OQ）；

——性能确认（PQ）；

——维护；

——维修和再确认；

——人员资质/培训；

——制造商使用说明书。

4.3.6 单采耗材/保养液

——批控制和放行；

——储存。

文件名称：EU-SOP-WP003_V01 WG3-Platelet apheresis. doc

表 14（续）

[**Table 14**（Continued）]

	EuBIS	
EU-SOP	SOP	第 7 页，共 11 页
范围：机构/部门（发布 SOP 的部门）		

4.3.7　单采耗材的安装

——使用制造商说明书。

4.3.8　静脉穿刺/献血者监护

——献血者手臂查验（参照全血采集）；
——采血过程和献血者监控（例如：设备故障、枸橼酸中毒）。

4.3.9　献血者下机和单采耗材拆卸

——使用制造商说明书；
——明确是否需要额外采集血液样本进行后续检测；
——描述从单采耗材中分离成分血的过程；
——描述单采耗材的处理。

4.3.10　献血者离开献血屋

——明确献血者离开的标准（例如餐饮检查）。

4.3.11　质控参数（产品质量控制指标）

根据指令：

——血小板计数>200×10^9 个/单位；
——容量>40mL/60×10^9 个血小板；
——去除白细胞后白细胞残留量<1×10^6 个/单位
——储存期末 pH6.4~pH7.4。
包括附加的实验室检测项目（可选的）。

文件名称：EU-SOP-WP003_V01 WG3-Platelet apheresis.doc

表 14（续）

[**Table 14**（Continued）]

	EuBIS	
EU-SOP	SOP	第 8 页，共 11 页
范围：机构/部门（发布 SOP 的部门）		

4.3.12　血型检测

——ABO 血型，Rh（D）血型。

包括附加的实验室检测项目（可选的）：

——HLA，HPA。

4.3.13　传染病筛查

——人类免疫缺陷病毒 1 型抗体（抗 HIV-1）和人类免疫缺陷病毒 2 型抗体（抗 HIV-2）；

——乙型肝炎病毒表面抗原（HBsAg）；

——丙型肝炎病毒抗体（抗 HCV）。

包括附加的实验室检测项目（可选的）：

——乙型肝炎病毒核心抗体；

——巨细胞病毒抗体；

——梅毒螺旋体特异性抗体（抗 TP）。

4.3.14　成分血放行

——明确放行参数；

——明确放行人员的岗位职责（例如：授权/有资质的人员）；

——明确非常规放行的规定（例如：医生授权）。

4.3.15　储存条件

参见指令：

——温度：20℃~24℃；

——温度和振荡条件须经确认。

有独立的储存分区用于：

（a）放行成分血的储存；

（b）未放行成分血的储存。

文件名称：EU-SOP-WP003_V01 WG3-Platelet apheresis. doc

表 14（续）

[**Table 14**（Continued）]

	EuBIS	
EU-SOP	SOP	第 9 页，共 11 页
范围：机构/部门（发布 SOP 的部门）		

4.3.16 成分血配送

明确成分血的运输规则。

4.3.17 成分血发放

——接收产品设备的文件；
——运输方案（包括产品名称、产品代码、日期、时间等）。

明确附加的制备过程变更：
——白细胞过滤。

可选项：
——辐照；
——血浆去除；
——洗涤；
——洗涤加血浆置换；
——小容量成分血（儿科）。

文件名称：EU-SOP-WP003_V01 WG3-Platelet apheresis. doc

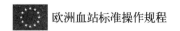

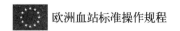	EuBIS	
EU-SOP	SOP	第 10 页，共 11 页
范围：机构/部门（发布 SOP 的部门）		

5 不符合项程序（指令 2005/62/EC 第 9 条）

明确当常规工作中出现差错或非预期的过失时应采取的措施和规则。

纠正和预防控制体系应确保存在的不符合项或质量问题得到纠正，并防止同样问题再次出现。

血站应建立纠正预防措施体系的方法和程序来处理产品或质量问题。

这些质量要素的要求不放在 SOP 中。通常，这些质量要素放在更高层级的文件中（例如：质量手册/质量体系文件/程序文件）。

6 文件管理

程序文件和记录对质量保证体系至关重要。它确保工作程序标准化，保证血液成分的采集、制备、检测、放行/发放、存储和配送的所有步骤的可追溯性。

所有记录至少保存 30 年（指令 2002/98/EC）。

列出单采血小板加工和制备过程的关键记录清单。

文件名称：EU-SOP-WP003_V01 WG3-Platelet apheresis. doc

表 14（续）

[**Table 14**（Continued）]

	EuBIS	
EU-SOP	SOP	第 11 页，共 11 页
范围：机构/部门（发布 SOP 的部门）		

7 附录

——文献（例如：在同行评审期刊上发表的论文）；

——参考资料（例如：制造商说明书、试剂操作说明书）；

——术语；

——相关 SOP 文件（例如：设备工作日志）；

——文件中使用的记录和/或步骤（例如：在 SOP 中使用的表格、清洁消毒记录、献血者回告记录）；

——差错和风险管理记录。

列出与工作内容相关的文献/参考资料（例如：指南、制造商参考资料/手册）。

建议将在各类 SOP 中使用的通用文献或参考资料汇总成一个单独的文件（例如：质量手册/质量体系文件/程序文件）。

文件名称：EU-SOP-WP003_V01 WG3-Platelet apheresis. doc

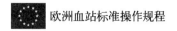

4.4.4 血液成分储存区域和运输链温度控制的确认（Validation of Temperature Control Areas for Storage and Transportation）

血液成分储存区域和运输链温度控制的确认见表15。

表 15 血液成分储存区域和运输链温度控制的确认

（Table 15 Validation of Temperature Control Areas for Storage and Transportation）

	EuBIS	
EU-SOP	SOP	第1页，共9页
范围：机构/部门（发布 SOP 的部门）		

标准工作流程（WP） EU-SOP-WP004/1.0 版 （文件编码/文件版本）	
标题：	血液成分储存区域和运输链温度控制的确认
有效时间：	生效日期 截止日期 必须建立文件控制程序以备审核和追溯
替代版本：	文件编码和文件版本
变更：	描述/列出与上一版本文件相比的变更内容 变更原因
发放：	原件：质量管理办公室 副本编号（例如：1、2、3 等）
编写人：	审核人和授权人：
日期：	日期：
人员姓名：	人员姓名：

文件名称：EU-SOP-WP004_V01 WG4-Validation_of_temperature 2. doc

表 15（续）

[**Table 15**（Continued）]

	EuBIS	
EU-SOP	SOP	第 2 页，共 9 页
范围：机构/部门（发布 SOP 的部门）		

1 目的

本 SOP 用于规定血液及血液成分的储存区域和运输链温度控制的确认要求。

2 适用范围

欧洲血站。

3 SOP 涉及的职责（岗位描述、人员职责）

血液的采集和安全有效的血液成分的制备/供应取决于具备充足的、有资质且经过培训的工作人员。

确认系统由质量管理部门负责。

用户负责实施确认活动和保持确认状态，以保证储存区域和运输链满足要求。

4 工作细节说明

4.1 简介

储存区域和运输链的确认是围绕整个血液和血液制剂全过程确认的一部分。

确认的目的是：

——保证该系统符合预定标准。

——保持该系统的重复性和稳定性。

确认活动应由受过适当培训的人员执行。

确认可以是前瞻性、现时性或回顾性的。在确认过程中应当对所用产品进行风险评估，以确定产品的处置结果。确认过程应考虑到可能出现的最不利情况。

文件名称：EU-SOP-WP004_V01 WG4-Validation_of_temperature 2. doc

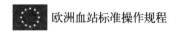

表 15（续）

[**Table 15**（Continued）]

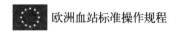	EuBIS	
EU-SOP	SOP	第 3 页，共 9 页
范围：机构/部分（发布 SOP 的部门）		

确认期间可使用模拟产品。

在适当间隔期及发生重大变化时，应进行再确认/重新认证，以保持确认状态受控。

在产品存储区设置独立的温度监控系统是有效的措施。

应当按照有关设施、设备管理的通用技术要求进行确认。在确认期间使用的所有检测设备/测量仪器必须是唯一标识，经过校准并可追溯到相应国家标准。

确认方案/计划和报告是受控文件：应当遵守文件管理的规定（包括评审、批准、模板等）。

确认活动必须考虑有充足的电力支持和已确认的备用储存设备，以应对发生的确认失败事件。

文件名称：EU-SOP-WP004_V01 WG4-Validation_of_temperature 2. doc

表 15（续）

[**Table 15**（Continued）]

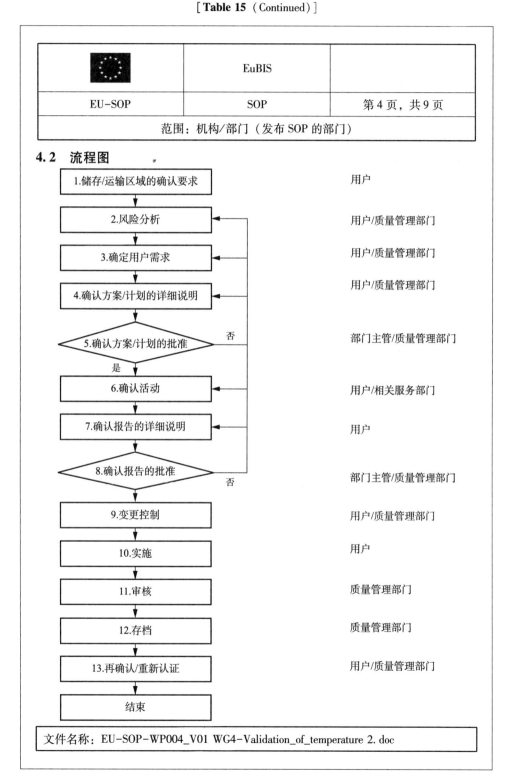

	EuBIS	
EU-SOP	SOP	第 4 页，共 9 页
范围：机构/部门（发布 SOP 的部门）		

4.2 流程图

流程	责任
1.储存/运输区域的确认要求	用户
2.风险分析	用户/质量管理部门
3.确定用户需求	用户/质量管理部门
4.确认方案/计划的详细说明	用户/质量管理部门
5.确认方案/计划的批准 —否→	部门主管/质量管理部门
是	
6.确认活动	用户/相关服务部门
7.确认报告的详细说明	用户
8.确认报告的批准 —否→	部门主管/质量管理部门
9.变更控制	用户/质量管理部门
10.实施	用户
11.审核	质量管理部门
12.存档	质量管理部门
13.再确认/重新认证	用户/质量管理部门
结束	

文件名称：EU-SOP-WP004_V01 WG4-Validation_of_temperature 2. doc

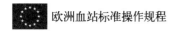

表 **15**（续）

[**Table 15**（Continued）]

	EuBIS	
EU-SOP	SOP	第 5 页，共 9 页
范围：机构/部门（发布 SOP 的部门）		

4.3 关键控制点说明

4.3.1 储存区/运输链的确认要求

应根据组织的确认总体计划编写储存区的确认计划。

4.3.2 风险分析

应对任何重大变化进行评估，以确定对质量体系的影响。

例如：

——法规变更应进行现有程序与新要求之间的差异分析；

——温度监控系统/设备的变更应进行关键差异点的分析。

根据风险评估结果，如果设备/设施存在实质等同，一般不需要全部确认。

4.3.3 用户需求说明

用户需求的开发和风险分析相辅相成。

用户需求必须遵守法规的要求，特别是指令 2004/33/EC 的附录Ⅳ（血液和血液成分储存、运输和配送条件）。用户需求应当全面满足用户客观需要（例如：清洁、电气、安全、医疗设备性能、IT 接口等）。用户需求必须说明最大储存容量能力。

4.3.4 确认方案/计划的说明

确认方案/计划包含风险分析的结果是根据标准方案编写的，须将安装/运行/性能确认的原理解释清楚。

文件名称：EU-SOP-WP004_V01 WG4-Validation_of_temperature 2. doc

表 15（续）

[**Table 15**（Continued）]

	EuBIS	
EU-SOP	SOP	第 6 页，共 9 页
范围：机构/部门（发布 SOP 的部门）		

1）储存温度

储存区温度监测图：

目的是发现异常温度值。

应选择多个适合的温度监测位置。

一般来讲，确认时必须至少监测 3 次。

应包含满载和空载情况，以模拟最不利的情形。

储存区温度监控探头应处于合适的介质（和容量）中，以确保温度测量的准确性。

整个储存期间须保持可追溯性和满足隔离要求。

确认时应测试报警器。

2）运输

必须对运输箱、装箱方式和运输环境（例如：汽车、冷藏车等）进行明确。只能使用经过确认的装箱材料和运输箱。

须明确装箱和运输箱材料的要求。

须明确装入运输箱内产品的最大数量。

运输期间须明确外部的最低和最高温度范围。

运输期间须有明显的防篡改功能（用户接收前，运输箱若被打开应能被明显识别）。

运输期间的温度必须得到保证，运输期间应采用适合的温度监控设备。

须保持运输期间的可追溯性。

如果由外部承包商进行运输，则承包商须满足运输要求。

4.3.5　确认方案/计划的批准

确认方案/计划的批准应由部门主管/质量管理部门执行。

文件名称：EU-SOP-WP004_V01 WG4-Validation_of_temperature 2. doc

表 15（续）

[**Table 15**（Continued）]

![EU旗帜]	EuBIS	
EU-SOP	SOP	第 7 页，共 9 页
范围：机构/部门（发布 SOP 的部门）		

4.3.6 确认活动

根据经批准的确认程序来开展确认活动。

在质量体系中必须能识别确认期间的不符合项。

4.3.7 确认报告说明

确认报告应包含原始数据。

所有偏差都应记录在确认报告中。

4.3.8 确认报告的批准

确认报告的批准包含对原始数据的验证。

必须满足用户需求。

当无法满足需求时，必须根据批准的程序记录偏差，并采取适当措施（例如：再确认、变更控制、新的风险分析等）。

4.3.9 变更控制

文件必须是最新版的，人员必须经过培训。

4.3.10 实施

实施应由用户执行，包括安装确认（IQ）、性能确认（PQ）和运行确认（OQ）。

4.3.11 审核

应定期对确认结果实施的有效性进行独立审核。

4.3.12 存档

确认文件应存档并按规定的期限保存。

文件名称：EU-SOP-WP004_V01 WG4-Validation_of_temperature 2. doc

表 15（续）

[**Table 15**（Continued）]

	EuBIS	
EU-SOP	SOP	第 8 页，共 9 页
范围：机构/部门（发布 SOP 的部门）		

4.3.13 再确认/重新认证

应定期再确认/重新认证。

5 不符合项和预防纠正措施程序

应正式描述和正确实施预防纠正措施体系。

6 文件管理

储存区和运输链确认的关键表单和规定的内容：
——确认方案/计划；
——确认报告；
——变更控制表单；
——培训登记表单。

文件名称：EU-SOP-WP004_V01 WG4-Validation_of_temperature 2. doc

表 15（续）

[**Table 15**（Continued）]

	EuBIS	
EU-SOP	SOP	第 9 页，共 9 页
范围：机构/部门（发布 SOP 的部门）		

7　附录/文献/参考资料

- 质量手册/方针；
- 确认总体计划；
- 确认标准程序；
- 相关文件：
——清洁程序；
——内务管理程序；
——记录和存档程序；
——校准和维护程序；
——设备选择、购置和安装流程；
——储存温度控制程序（如果是非自动系统）；
——运输条件控制系统/程序；
——变更控制程序。

- 外部文件：
——指令 2002/98/EC；
——指令 2004/33/EC 附录Ⅳ；
——指令 2005/62/EC；
——国际输血医学杂志，2003 年 8 月第 85 卷，增刊 1；ISBT 发布的《血库自动化系统验证和维护验证指南》；
PIC/S PI 006-2《验证计划、安装和运行确认、非无菌工艺验证、清洁验证建议》，2004 年 7 月。

文件名称：EU-SOP-WP004_V01 WG4-Validation_of_temperature 2. doc

附录 I

>>> 术语（定义）表

［Terminology(Definitions)］

术语（定义）见附表1。

附表1 术语（定义）表

［Enclose Table 1 Terminology（Definitions）］

序号 （No.）	术语 （Term）	定义 （Definition）	出处 （Source）
1	认证 （Accreditation）	经授权机构或组织审核后，正式确认程序、活动或服务符合公认的标准。参见"认证证书"和"注册许可"	维也纳论坛
2	添加液 （Additive Solution）	专门配制的一种用于在储存期间保持细胞成分有效活性的溶液	指令 2004/33/EC
3	同种异体献血 （Allogeneic Donation）	从一个个体采集的血液和血液成分，作为医疗手段或制造医药产品的起始材料/原材料，用于输注给另一个个体	指令 2004/33/EC
4	单采 （Apheresis）	通过仪器设备从全血中提取一种或多种血液成分的方法，其他血液成分在加工过程中或结束时回输给献血者	指令 2004/33/EC
5	单采中心 （Apheresis Centre）	采集血浆或血液成分的场所	维也纳论坛
6	批准的供应商 （Approved Supplier）	基于有符合所有要求、包装完好、收货时完好无损的送货记录，如果可能还要有供应商审核，从而被认定为可靠的提供已知来源的原材料的供应商	维也纳论坛

附表 1（续）
[**Enclose Table 1**（Continued）]

序号 （No.）	术语 （Term）	定义 （Definition）	出处 （Source）
7	评估 （Assessment）	用来确定实际活动是否符合计划、是否被有效实施、是否达到目标的系统性检查。评估通常包括实际结果与预期结果的比较。评估类型包括外部评估、内部评估、同行评审和自我评估	美国血库协会 （AABB）
8	审核 （Audit）	按规定的时间间隔和足够的频率进行的一种系统性的独立检查，用来评估质量保证体系的有效性和适宜性。它是用来改进实践的结构化机制	维也纳论坛
9	自体献血 （Autologous Donation）	从一个个体身上采集的血液和血液成分，仅用于随后的自体输血或者自体其他临床应用	指令 2004/33/EC
10	自体输血 （Autologous Transfusion）	献血者和受血者是同一个人，输入自己预先储存的血液和血液成分	指令 2002/98/EC
11	批次 （Batch）	在一个过程或系列过程中，同类的原料、包装材料或产品的确定数量。对于血液而言，每一个单独成分构成一个批次	维也纳论坛
12	血液 （Blood）	用于临床输注或生产血液制品而从献血者采集的全血	指令 2002/98/EC
13	成分血 （Blood Component）	通过各种方法制备的用于临床治疗的血液成分（红细胞、白细胞、血小板、血浆）	指令 2002/98/EC
14	血液成分放行 （Blood Component Release）	通过使用系统和程序确保最终产品符合放行标准，从而使血液成分解除隔离状态、允许被发放的过程	指令 2002/98/EC
15	献血 （Blood Donation）	健康人在血液采集地点的自主行为	维也纳论坛
16	血站 （Blood Establishment）	负责人体血液或血液成分的采集和检测，以及以输血为目的而进行血液加工、储存和配送相关各方面工作的任何机构或团体。不包括医院血库	指令 2002/98/EC
17	血液制品 （Blood Product）	从人类全血或血浆中提取的用于临床治疗的产品	指令 2002/98/EC
18	输血链 （Blood Transfusion Chain）	从一个个体捐献全血或血浆开始，直到血液制品输注给患者，期间所发生的一系列活动	维也纳论坛
19	白膜层 （Buffy Coat）	由全血离心制备而成的一种血液成分，其中含有相当比例的白细胞和血小板	指令 2004/33/EC

附表 1（续）
[**Enclose Table 1**（Continued）]

序号 （No.）	术语 （Term）	定义 （Definition）	出处 （Source）
20	校准 （Calibrate）	根据已知标准去设置测量设备	AABB
21	校准 （Calibration）	在特定条件下建立的一系列操作，其目的在于评估测量仪器/测量体系的指示值或实物量具的显示值与对应的参考标准的已知值之间的关系	维也纳论坛
22	证书 （Certificate）	由授权机构或组织签署并注明日期，以证明授权或符合指定的特征/规定的文件	
23	认证证书 （Certification）	经官方认证机构审核后，正式确认其程序、活动或服务符合公认标准	维也纳论坛
24	变更控制 （Change Control）	一种修订方针、过程或程序的结构化方法，包括硬件或软件设计、组织和过渡计划，也包括对所有相关文件的修订	AABB
25	洁净区 （Clean Area）	对颗粒物和微生物污染有明确环境控制标准的区域，其设立和使用的目的在于减少区域内污染物的引入、产生和滞留	维也纳论坛
26	洁净室 （Clean Room）	严格按规定控制空气中的颗粒物含量，其他因素可控制在满足特定需求限度内的场所	维也纳论坛
27	密封系统 （Closed System）	在血袋系统中，其分装生产是在洁净条件下进行的，与系统外部环境完全阻隔，并通过被认可的方法进行消毒。参见开放系统	维也纳论坛
28	权限 （Competence）	任职者按照程序执行特定任务的能力	AABB
29	计算机化系统 （Computerised System）	可用于报告、自动控制或文件编辑的一种包括数据输入、电子处理和信息输出的系统	指令 2005/62/EC
30	一致性 （Conformance）	满足由客户、实践标准、监管机构或法律规定的需求	AABB
31	纠正措施 （Corrective Action）	为消除现有不符合或其他不良情况的原因以防止再次发生而进行的活动	AABB
32	冷沉淀 （Cryoprecipitate）	从新鲜冰冻血浆中制备出的一种血浆成分，先将蛋白质冻融沉淀，再将沉淀的蛋白质在小体积血浆中浓缩再悬浮	指令 2004/33/EC
33	冰冻保存 （Cryopreservation）	通过冷冻延长血液成分的保存期	指令 2004/33/EC

附表1（续）
[**Enclose Table 1**（Continued）]

序号 （No.）	术语 （Term）	定义 （Definition）	出处 （Source）
34	延期献血 （Deferral）	永久或临时暂停个人捐献全血或成分血的资格	指令 2002/98/EC
35	配送 （Distribution）	将血液和血液成分运送到其他血站、医院血库以及血液和血浆衍生品制造商的行为，不包括以输血为目的的血液和血液成分的发放	指令 2002/98/EC
36	献血者 （Donor）	自愿献出用于治疗用途的血液并且无病史的正常健康人	指令 98/463/EC
37	EMEA	欧洲药品管理局（EMEA）	
38	误差 （Error）	与标准程序之间的偏差	维也纳论坛
39	血液产品有效期 ［Expiry Date （Products）］	血液或血液成分被认为适用于治疗性输血目的的最后期限	
40	失效期 （Expiration Date）	检测材料被认为适用于诊断目的的最后期限	
41	场所 （Facilities）	血液或血液成分可以被运送到的医院、诊所、制造商和生物医学研究机构	指令 2005/61/EC
42	血浆制品生产机构 （Fractionation Facility）	进一步分离加工原料血浆的机构	
43	生产质量管理规范 ［Good Manufacturing Practice（GMP）］	质量保证的一部分，确保产品的生产和控制始终如一地符合其预期用途的质量标准，并符合上市许可或产品规范的要求	欧盟 GMP 2006 第一章
44	良好执业 （Good Practice）	为使最终的血液或血液成分质量满足预定参数并符合指定法规而建立的所有执业要素	指令 2005/62/EC
45	单采粒细胞 （Granulocytes, Apheresis）	使用单采技术获得的浓缩悬浮粒细胞	指令 2004/33/EC
46	血液监测系统 （Haemovigilance）	用于监测与献血者或受血者相关的严重不良反应、意外事件或反应，以及对献血者的流行病学追踪随访的一套系统的监测程序	指令 2002/98/EC
47	医院血库 （Hospital Blood Bank）	一个从事医院内输血活动的医院科室，专门储存和分发供医院范围内使用的血液和血液成分，也可进行相容性检测	指令 2002/98/EC

附表**1**（续）

[**Enclose Table 1**（Continued）]

序号 （No.）	术语 （Term）	定义 （Definition）	出处 （Source）
48	确认 （Identification）	证明个人（献血者）人口学资料属于其个人的文件	
49	相关性 （Imputability）	受血者的严重不良反应可能归因于输血的血液或血液成分，而献血者的严重不良反应可能归因于捐献过程	指令 2005/61/EC
50	审核 （Inspection）	根据血站采用的标准来评估其是否符合该指令和其他相关法律法规并从中发现问题的正式而客观的管理活动	指令 2002/98/EC
51	同行审核 （Inspection，Peer）	同行业的外部机构根据标准评估血站执业的过程	
52	内部审核 （Inspection，Self）	根据标准审查和评估自身执业的过程	
53	发放 （Issue）	血站或医院血库向受血者提供用于输注的血液或血液成分	指令 2005/61/EC
54	标签 （Label）	粘贴在产品上用于识别的标识	AABB
55	标识 （Labelling）	一种产品必须或选择性附带的信息，包括内容、标识、工艺描述、储存要求、失效日期、警示声明或适应症	AABB
56	注册许可 （Licensing）	获国家主管机关授权批准生产血液成分的许可	维也纳论坛
57	生产 （Manufacturing）	通过已建立的方法对产品特性进行修改以获得确定特性的产品的过程	
58	质量体系文件 （Master Document）	源于质量体系的用以制备或检测血液成分的执行文件。质量体系在执行前需要经过核实、授权并存档	
59	物料 （Material）	在检测或加工血液产品的过程中纳入的或使用的所有成分或物资	
60	人血或血浆衍生物 （Medicinal Products Derived from Human Blood or Human Plasma）	由公立或私营机构工业制备的以血液成分为基础的药品，主要是白蛋白、凝血因子和人体免疫球蛋白	指令 2001/83/EC
61	移动献血点 （Mobile Site）	由血站管理的在室外设立的临时或可移动的用于采集全血和成分血的场所	指令 2005/62/EC

附表 1（续）

[**Enclose Table 1**（Continued）]

序号 （No.）	术语 （Term）	定义 （Definition）	出处 （Source）
62	不符合 （Nonconformance）	不能满足要求	AABB
63	开放系统 （Open System）	系统被破坏，尽一切努力在洁净的环境中使用灭菌物料和无菌操作技术来防止微生物污染。参见"密封系统"	维也纳论坛
64	血浆 （Plasma）	血液中细胞悬浮的液体部分。血浆可以从全血采集的细胞部分分离出来，制成新鲜冰冻血浆或进一步加工成冷沉淀和去冷沉淀血浆用于治疗。血浆可以制成人血和血浆衍生物，或用于混合血小板或混合去白细胞血小板的制备，也可用于换血或围产期输血的红细胞制剂的重悬	指令 2004/33/EC
65	去冷沉淀血浆 （Plasma, Cryoprecipitate- depleted for Transfusion）	由单位新鲜冰冻血浆制备成的一种血浆成分。它包含去除冷沉淀后的其他组分	指令 2004/33/EC
66	新鲜冰冻血浆 （Plasma, Fresh-frozen）	冷冻保存的从全血中分离的上清液或单采血浆	指令 2004/33/EC
67	血小板 （Platelets）	通常全血采集后 8 h 内制备的一种血液成分，其中以血小板为主的血液有形细胞产品	维也纳论坛
68	单采血小板 （Platelets, Apheresis）	通过单采获得的浓缩悬浮血小板	指令 2004/33/EC
69	去白细胞单采血小板 （Platelets, Apheresis, Leukocyte- depleted）	通过单采获得的去除白细胞的浓缩悬浮血小板	指令 2004/33/EC
70	混合浓缩血小板 （Platelets, Recovered, Pooled）	多个单位全血经过加工并在分离过程中或分离后将血小板混合而获得的一种浓缩悬浮血小板	指令 2004/33/EC
71	混合去白细胞浓缩 血小板 （Platelets, Recovered, Pooled, Leukocyte-depleted）	多个单位全血经过加工并在分离过程中或分离后将血小板混合，并且去除白细胞后而获得的一种浓缩悬浮血小板	指令 2004/33/EC

附表 1（续）
[**Enclose Table 1**（Continued）]

序号 （No.）	术语 （Term）	定义 （Definition）	出处 （Source）
72	浓缩血小板 （Platelets， Recovered， Single Unit）	全血经过加工制备而成的浓缩悬浮血小板	指令 2004/33/EC
73	去白细胞浓缩血小板 （Platelets，Recovered， Single Unit， Leukocyte- depleted）	全血经过加工，并且去除白细胞后制备而成的浓缩悬浮血小板	指令 2004/33/EC
74	方针 （Policy）	指导当前和未来决策的文件化的总原则	AABB
75	程序 （Procedure）	通常由一个人根据操作指南执行的一系列工作	AABB
76	过程 （Process）	为完成工作目标而进行的一系列相关工作和活动	AABB
77	过程控制 （Process Control）	旨在最大程度地减少生产过程中的差异的质量保证措施	维也纳论坛
78	加工 （Processing）	在血液采集和血液成分配送之间所进行的血液成分制备过程中的步骤	指令 2005/62/EC
79	血液产品检查 （Product Inspection）	评估血液成分是否符合每项产品标准并已正确储存和标识	维也纳论坛
80	血液产品生产说明书 （Product Instructions）	关于血液产品制备的一些操作说明	维也纳论坛
81	产品放行 （Product Release）	通过使用系统和程序确保最终产品符合放行标准，从而使产品解除隔离状态、允许被发放的过程	维也纳论坛
82	确认 （Qualification）	作为验证方式的一部分而采取的证明人员、场地、设备或物料能够正常工作以产生与预期相一致的结果的活动	指令 2005/62/EC
83	质量 （Quality）	医疗产品的生产，要确保它们满足预期用途，符合市场许可的要求，并且不会因安全性、质量或功效不足而使患者面临风险（根据 ISO 9000：2005，质量被定义为：内在属性被满足的程度）	欧盟 GMP 2006 第 1 章

附表 1（续）

[**Enclose Table 1**（Continued）]

序号 （No.）	术语 （Term）	定义 （Definition）	出处 （Source）
84	质量保证 （Quality Assurance）	为了确保血液和血液成分能够满足其预期用途的质量要求而实施的从血液采集到发放的所有活动。 根据欧盟 GMP 2006 第 1 章，质量保证被定义为：包含方方面面的单独或共同影响产品质量的宽泛的概念，是实施的所有有组织的安排，目的是确保医疗产品能够达到满足其预期用途的质量要求。因此，质量保证包含了生产质量管理规范以及该规范范围之外的其他因素。作者更倾向于此定义，而不是 ISO 9000：2005 中的定义，即质量管理着重于使人们确信质量要求能够得到满足	指令 2005/62/EC
85	质量保证体系 （Quality Assurance System）	建立并实施有效的药品质量保证体系，涉及不同部门的管理层和人员都应积极参与	指令 2003/94/EC
86	质量控制 （Quality Control）	质量体系的一部分，重点是满足质量要求。 根据欧盟 GMP 2006 第 1 章，质量控制被定义为：GMP 中与采样、规格和检测有关的部分；以及组织、文件和放行程序，以确保必要的和相关的测试切实开展，并确保直到其质量被判定为满意之前，物料不会放行使用，产品也不会放行销售或供应	指令 2005/62/EC
87	质量管理 （Quality Management）	指导和控制血液机构内各层次质量的协调活动。 （根据欧盟 GMP 2006 第 1 章［19］，质量管理被定义为：通过一个质量保证的过程来确保药品的安全性、质量和有效性，从而不会使患者处于风险中）	指令 2005/62/EC
88	质量监控 （Quality Monitoring）	质量保证方案中有关质量保持和改进的部分，涉及确定和使用指标去发现与标准或规范间的差异	维也纳论坛
89	有资质的人员 （Qualified Person）	"有资质的人员"指指令 2001/83/EC 第 48 条或者指令 2001/20/EC 第 13（2）条中涉及的人员。 指令 2001/83/EC 第 48 条：成员国应采取一切适当措施，确保生产许可证持有者至少拥有一名符合第 49 条规定条件的有资质人员供其永久和连续调配，特别是负责履行第 51 条规定的职责。 指令 2001/83/EC 第 49 条：成员国应确保第 48 条中涉及的有资质人员满足如下第 2、第 3 条款中规定的最低资格条件： 有资质的人员应持有完成大学课程或相关成员国认可的同等课程时授予的文凭、证书或其他正式资格证明，在药学、医学、兽医学、化学、药物化学与技术、生物学等其中一门学科进行至少 4 年的理论和实践学习（补充信息参见第 2 款和第 3 款）。 指令 2001/83/EC 第 51 条：成员国应采取一切适当措施，确保第 48 条涉及的有资质人员在不影响其与生产许可证持有人的关系的情况下，在第 52 条所指的程序范围内，负责履行第 52 条第 1 款（a）和（b）部分所规定的责任	指令 2001/83/EC

附表 1（续）
[**Enclose Table 1**（Continued）]

序号 （No.）	术语 （Term）	定义 （Definition）	出处 （Source）
90	质量体系 （Quality System）	实施质量管理的组织结构、职责、流程、过程和资源	指令 2005/62/EC
91	隔离 （Quarantine）	在等待接收、配送或拒绝血液成分或入库物料/试剂时，对血液成分或入库物料/试剂所采取的一段或长或短的物理隔离	指令 2005/62/EC
92	受血者 （Recipient）	被输注全血或成分血的人	指令 2005/61/EC
93	盘库 （Reconciliation）	针对物料出入库数量差异的对比和评估所进行的特定或系列操作	维也纳论坛
94	浓缩红细胞 （Concentrated Red Cells）	单次捐献的全血中去除大部分血浆后的红细胞	指令 2004/33/EC
95	悬浮红细胞 （Red Cells in Additive Solution）	单次捐献的全血中去除大部分血浆并加入营养液或保存液后的红细胞	指令 2004/33/EC
96	单采红细胞 （Red Cells, Apheresis）	使用单采技术采集的红细胞	指令 2004/33/EC
97	去白膜浓缩红细胞 （Red Cells, Buffy Coat Removed）	单次捐献的全血中去除大部分血浆和白膜层（包含大部分血小板和白细胞）的红细胞	指令 2004/33/EC
98	去白膜悬浮红细胞 （Red Cells, Buffy Coat Removed, in Additive Solution）	单次捐献的全血中去除大部分血浆和白膜层（包含大部分血小板和白细胞），并加入营养液/保存液的红细胞	指令 2004/33/EC
99	去白细胞红细胞 （Red Cells, Leukocyte-depleted）	单次捐献的全血中去除大部分血浆以及白细胞的红细胞	指令 2004/33/EC
100	去白细胞悬浮红细胞 （Red Cells, Leukocyte-depleted, in Additive Solution）	单次捐献的全血中去除大部分血浆以及白细胞并加入营养液/保存液的红细胞	指令 2004/33/EC

附表1（续）
[**Enclose Table 1** （Continued）]

序号 （No.）	术语 （Term）	定义 （Definition）	出处 （Source）
101	不良事件上报机构 （Reporting Establishment）	将严重不良反应和/或严重不良事件上报主管部门的血站、医院血库或进行输血的机构	指令 2005/61/EC
102	职责 （Role）	某人或某物需要去完成的工作内容、应当承担的责任范围或分内事务	
103	灵敏度 （Sensitivity）	使用试剂或者检测系统可测出的反应极限	
104	严重不良事件 （Serious Adverse Event）	可能导致患者死亡或危及其生命、致残或使其丧失生活能力，或导致其住院或住院期延长或发病率提高的与血液和血液成分的采集、检测、加工、储存和配送相关的任何意外事件	指令 2002/98/EC
105	严重不良反应 （Serious Adverse Reaction）	发生在献血者或患者身上的与血液或血液成分的采集或输血相关的，可能导致献血者或患者死亡或危及其生命、致残或使其丧失生活能力，或导致其住院或住院期延长或发病率提高的非预期反应	指令 2002/98/EC
106	溯源记录 （Session Record）	将血液采集环节的相关细节直接与献血者编号、采集日期和血袋批号等信息联系起来的记录	
107	质量控制指标 （Specification）	为达到必需的质量标准而必须满足的描述性要求	指令 2005/62/EC
108	标准 （Standard）	用于比较的基本要求	指令 2005/62/EC
109	标准操作规程 [Standard Operating Procedures （SOPs）]	详细描述用正确方法执行特定任务的文件。标准操作规程是授权文件系统的一部分，包括行业规范、程序文件和记录，涵盖血站的每项活动	指令 2005/62/EC 维也纳论坛
110	统计过程控制 （Statistical Process Control）	无需对过程中的每一个产品进行测量，只通过对足够量的抽样样品进行系统性分析而建立的产品或过程的质量控制方法	指令 2004/33/EC
111	状态 （Status）	为了接受或拒绝使用、进一步的加工或者发放，对产品、材料、容器、设备或者设施进行分类（例如：隔离、放行、限制使用、扣留、拒收）	

附表 1（续）
[**Enclose Table 1**（Continued）]

序号 （No.）	术语 （Term）	定义 （Definition）	出处 （Source）
112	灭菌 （Sterile）	没有活的微生物	
113	无菌连接装置 [Sterile Connecting Device（SCD）]	将两个管路进行连接并且不破坏内部无菌环境的设备	维也纳论坛
114	灭菌 （Sterilisation）	（1）制造无菌产品的过程。（2）把活的微生物存在的可能性减少到可接受的水平。灭菌通过湿热或干热、气态灭菌，例如：环氧乙烷、电离辐射，或者过滤液体的方式完成	维也纳论坛
115	无菌 （Sterility）	完全没有活的微生物。针对无菌医疗产品的应用原则和 GMP 相关指南，欧盟 GMP 指南的附录 1 中提出了补充性指导意见。指南中包括对洁净室环境清洁的标准的建议。这个指南按照国际标准 ISO 14644-1 评估并进行修订，修订过程中特别考虑到无菌医疗产品的生产	欧盟 GMP 指南的附录 1，维也纳论坛
116	可追溯性 （Traceability）	每单位的血液或血液成分从献血者追踪到其最终端的能力。终端可能是受血者、药品生产商或报废处理，反之亦然	指令 2005/61/EC
117	追溯 （Trace-back）	为确定献血者是否与受血者的输血不良反应相关进行调查的过程	指令 2005/62/EC
118	验证 （Validation）	为确保特定程序或过程的预定要求可以始终如一地得到满足而建立的客观书面依据	指令 2005/62/EC
119	洗涤 （Washed）	通过离心从细胞成分中移出上清液、添加等渗悬浮液，从而从细胞产品中除去血浆或保存液的过程。该等渗悬浮液通常在进一步离心后被去除和替换。离心、移出上清液、更换等渗悬浮液的过程可以重复若干次	指令 2004/33/EC
120	全血 （Whole Blood）	单次捐献的血液	指令 2004/33/EC
121	书面程序文件 （Written Procedures）	详细描述具体操作过程的受控文件（参见 SOP）	指令 2005/62/EC

附录Ⅱ

>>> **参与单位和个人**① **（Participating Institutions and Individuals）**

参与单位和个人见附表2。

附表2 参与单位和个人

（**Enclose Table 2　Participating Institutions and Individuals**）

国家/地区（Country/Region）	参与单位（Participants）		个人（Nominated Individuals）
比利时	Het Belgische Rode Kruis Dienst voor het Bloed，Rode Krius-Vlaanderen Vieurgatsesteenweg 98 1050 BRUSSEL Mailing address：Motstraat 40, 2800 MERCHELEN	Philippe Vandekerckhove 教授，博士	Inge Buyse 博士
保加利亚	НАЦИОНАЛЕН ЦЕНТЪР ПО ХЕМАТОЛОГИЯ И ТРАНСФУЗИОЛОГИЯ National Center of Hematology and Transfusiology Plovdivsko Pole Str. 6 1756 SOFIA	Andrey Andreev 教授，医学博士，哲学博士，主任	Svetla Bakalova，医学博士，哲学博士，质量保证部门成员

---

① 为了查找方便，表中参与单位和个人人名保留外文。

附表 2（续）
[Enclose Table 2（Continued）]

国家/地区 （Country/ Region）	参与单位 （Participants）		个人 （Nominated Individuals）
捷克	VSEOBECNÃ FAKULTNÍ NEMOC-NICE V PRAZE（University Hospital of Prague） Vseobecná fakultní nemocnice（General Teaching Hospital） U Nemocnide 2 128 08 PRAHA 2	MuDr. Pavel Horak, CSc.，工商管理学硕士	Petr Turek，医学博士，哲学博士
塞浦路斯	Υπουργειο Υγειας της Κυπριακς Δημοκρατιας-Ιατρlκες Υπηρεσιες κσι Υπηρεσιες Δημοσlας Υγειας（Ministry of Health of the Republic of Cyprus–Medical and Public Health Services） Medical Services and Public Health Services 10 Marcou Drakou，Pallouriotissa 1449 LEFKOSIA（Nicosia）	Stala Kioupi 博士；Androulla Agrotou 博士，代理主任	Zoe Sideras
德国	Red Cross Blood Donation Service Baden-Württemberg-Hessen Institut für Transfusionsmedizin und Immunhämatologie Sandhofstrasse 1 60528 FRANKFURT AM MAIN	Erhard Seifried 教授，医学博士，名誉博士，医务主任和首席执行官（CEO），项目负责人和项目咨询委员会成员	Christian Seidl 教授，医学博士，医务副主任，项目协调员； Reinhard Henschler 医学博士； Esther Schellenberg 博士； Veronika Brixner 博士； Saman Hosseini
爱沙尼亚	Põhja-Eesti Regionaalhaigla Verekeskus Blood Centre North Estonia Regional Hospital J. Sütiste tee 19 13419 TALLINN	Tatjana Plahhova 博士，医学博士	Riima Niidas
法国	Etablissement Français du Sang（EFS） 20 avenue du stade de France 93218 La Plaine Saint-Denis Cedex	Jacques Hardy 教授，博士，主任	Alain Beauplet 博士； Leslie Sobaga 博士，质量部成员； Claudine Hossenlopp，任务负责人

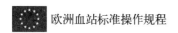

附表 2 （续）

[**Enclose Table 2**（Continued）]

国家/地区 （Country/ Region）	参与单位 （Participants）		个人 （Nominated Individuals）
匈牙利	Orszàgos Vèrellàtò Szolgàlat Hungarian National Blood Transfusion Service Karonlina str. 19-21 1113 BUDAPEST	Eszter Miskovits, 医学博士	Klára Baróti-Tóth, 博士, 哲学博士
爱尔兰	The Blood Transfusion Service Board （IMB） Irish Blood Transfusion Service National Blood Centre James's Street IE-DUBLIN 8	William Murphy 博士, 国家医疗主任	Marie o'Connell 博士, 质量主任
冰岛	Landspitalinn Hàskòlasjuùkrahùs （Icelandic University Hospital） Landspitalinn Hàskòlasjuùkrahùs Icelandic University Hospital Blood Bank At Barónsstigur IS-101 REYKJAVIK	Torfi Magnusson, 医学主任和 CEO	Sveinn Gudmundsson 教授, 医学博士, 血库主任
意大利	Istituto Superiore di Sanita Blood Transfusion Methodology Section Department of Hematology, Oncology and Molecular Medicine Viale Regina Elena 299 00161 ROME	Enrico Garaci 教授, 博士主席	Hamisa Jane Hassan 博士
卢森堡	25 J. P. Sauvage L-2514 Kirchberg Luxemburg	Frances Delaney, 项目顾问和独立观察员	
马耳他	Centru Nazzjonali ta't-Trafuzjoni tad-Demm National Blood Transfusion Service St. Luke's Square MSD 07G'MANGIA	Alex Aquilina 博士, 主任	
荷兰	Stiching Sanquin Bloedvoorziening Sanquin Blood Supply Foundation Plesmanlaan 125 1066 CX AMSTERDAM	Jeroen De Wit 博士, CEO, 项目咨询委员会成员, EBA 前主席	Petra van Krimpen 博士, 质量管理部门成员

附表 2（续）
[**Enclose Table 2**（Continued）]

国家/地区 （Country/ Region）	参与单位 （Participants）		个人 （Nominated Individuals）
波兰	Instytut Hematologii I Transfuzjologii Institute of Haematology and Transfusion Medicine Department of Blood Transfusion I. Ganghi St. 14Chocimska 5 02-776 WARSZAWA	Magdalena Letowska 医学博士，哲学博士，副主任，项目咨询委员会成员； Krzysztof Warzocha 教授，博士，主任	Elzbieta Lachert 博士，质量主管
罗马尼亚	Universitatea de Medicina si Farmacie "Victor Babes" Timisoara. University of Medicine and Pharmacy "Victor Babes" Timisoara. Physiology and Immunology Uta loan Colonel Martir No. 2 300041 TIMISOARA	Virgil Paunescu 教授，博士，主任	Carmen Tatu 博士，哲学博士， Timisoara 血液中心成员
英格兰	The National Blood Authority（NBS） （England and North Wales） Oak House, Reeds Crescent WD24 4QN WATFORD, HERTS	Martin Gorham，官佐勋章，CEO，项目咨询委员会成员，EBA 主席	Alan Slopecki 博士，国家标杆管理服务质量管理负责人； Steve Morgan，国家血液移植与服务中心国际部成员
苏格兰	Brigton Douglastown, Forfar Scotland, DD8 1TP	Angus Macmillan Douglas，官佐勋章，项目咨询委员会成员	

附录Ⅲ

>>> 参考文献（References）

欧盟法规（EU Legislation）

1. Directive 2001/83/EC of the European Parliament and of the Council of 6 November 2001 on the Community code relating to medicinal products for human use. Official Journal of the European Union L311, 28/11/2001, p. 67.

2. Directive 2002/98/EC of the European Parliament and of the Council of 27 January 2003 setting standards of quality and safety for the collection, testing, processing, storage and distribution of human blood and blood components and amending Directive 2001/83/EC. Official Journal of the European Union, L33, 8/02/2003, p. 30.

3. Commission Directive 2004/33/EC of 22 March 2004 implementing Directive 2002/98/EC of the European Parliament and of the Council as regards certain technical requirements for blood and blood components. Official Journal of the European Union, L91, 30/03/2004, p. 25.

4. Commission Directive 2005/61/EC of 30 September 2005 implementing Directive 2002/98/EC of the European Parliament and of the Council as regards traceability requirements and notification of serious adverse reactions and events. Official Journal of the European Union, L256, 1/10/2005, p. 32.

5. Commission Directive 2005/62/EC of 30 September 2005 implementing Directive 2002/98/EC of the European Parliament and of the Council as regards Community standards and specifications relating to a quality system for blood establishments. Official Journal of the European Union, L256, 1/10/2005, p. 41.

6. Council Recommendation of 29 June 1998 on the Suitability of blood and plasma donors and the screening of donated blood in the European Community. Official Journal of the European Communities, L203, 21. 07. 1998, p. 14.

欧盟文件（EU Documents）

7. Commission of the European Communities. Good manufacturing practice for medicinal products in the European Community. The rules governing medicinal products in the European Community, Volume Ⅳ. January 1992.

8. PIC/S: Guide to good manufacturing practice for medicinal products, PE 009-2, 1st of July 2004.

9. PIC/S: GMP guide for blood establishments. PE 005-2, 1st of July 2004.

欧洲理事会文件（Council of Europe Documents）

10. Recommendation No. R（95）15 of the Committee of Ministers to Member States on the Preparation, Use and Quality Assurance of Blood Components.

11. European Directorate for the Quality of Medicines & HealthCare（EDQM）, European Committee（Partial Agreement）on Blood Transfusion（CD-P-TS）, （Ed. Council of Europe）. Guide to the preparation, use and quality assurance of blood components. 15th Edition, 2009.

国际输血协会文件［International Society of Blood Transfusion（ISBT）Documents］

12. Guidelines for Validation and Maintaining the Validation State of Automated Systems in Blood Banking. International Journal of Transfusion Medicine, Vox Sanguinis. Vol. 85, supplement 1, August 2003.

13. Guidelines for Information Security in Transfusion Medicine-Version 1. 0（publication July 2006）.

国际标准化组织和欧洲标准化委员会文件［International Standard Organisation（ISO）and European Committee for Standardisation（CEN）Documents］

14. ISO EN 9000

15. ISO EN 9001

16. ISO EN 9004：2000

17. ISO EN 13485

18. ISO EN 15189：2003

ISO EN 文件可从 CEN 的国家成员处获得，这些成员的名单可以在 CEN 的主页上找到（www. cen. ec/cenorm）

世界卫生组织（World Health Organisation）

19. World Health Organisation, The Clinical Use of Blood-Aide Memoire, Part 1：Principles, products and procedures, Part 2：Transfusion in clinical practice, Part 3：The appropriate use of blood, 2005.

20. World Health Organisation, Quality Management Training for Blood Transfusion Services, Facilitator's Toolkit, WHO/EHT/04. 13, 2004.

其他相关文件（Other Related Documents）

21. Recommendations on Validation Master Plan Installation and Operational Qualification Non-sterile Process Validation, Cleaning Validation. Pharmaceutical Inspection Convention Scheme（PIC/S）PI 006-2. July 2004.

22. List of Relevant Terminology. Reference document for meeting on 'Quality Management for Blood Collection, Processing and Distribution in the European Community：a Way Forward'（'Vienna Forum'）. 13-15 July 1998, Baden/Vienna.

23. EU Guidelines on Goood Manufacturing Practice（GMP）, Volume 4, Eudra-Lex, European Commission, http：//ec. europe. /enterprise/pharmaceuticals/eudralex.

24. Vienna Forum, consensus paper from a European working party on blood safety. Document can be downloaded from the EuBIS-homepage, www. eubis-europe. eu.

附录IV

>>> 项目出版物（**Project Publications**）

1. EuBIS：Updated–Information of the SOP–Manual.（Ed. E. Seifried and C. Seidl），2007. PDF–Download from the Homepage of the EuBIS Consortium using. www. EuBIS–europe. eu

2. EU–Q–Blood SOP Survey Report. Overview of the blood establishment structure，capacity and background in SOP systems including highest risk areas. Version 1. 6（Ed. E. Seifried and C. Seidl）. March 2006，PDF – Download from the Homepage of the EuBIS Consortium using. www. EuBIS–europe. eu

3. EU–Q–Blood–SOP：Development of pan European quality management in transfusion medicine. C Seidl，E. Schellenberg，R. Henschler，A. McMillan Douglas，CS SMit Sibinga，M. Gorham，M. Letowska，J. DeWit，E. Seifried. Abstract Presentation International Society of Blood Transfusion（ISBT）；*Vox Sanguinis*，Vol 93（Suppl 3）2PS–01–03，p6，2006.

4. European Quality Management in Transfusion Medicine. C Seidl，E. Schellenberg，R. Henschler，A. McMillan Douglas，CS Smit Sibinga，M. Gorham，M. Letowska，J. DeWit，E. Seifried. Abstract Presentation Joint Congress German Society of Transfusion Medicine and Immunohematology（DGTI）with the International Society for Cellular Therapy（ISCT），*Transfusion Medicine and Hemotherapy*，Vol 33（Suppl 1），OS6. 1，p14，2006.

5. EU–Q–Blood–SOP：A European initiative developing quality management criteria. Abstract Presentation 14th Annual Congress of the German Society for Immunogenetics（DGI），*Meeting Proceedings*，P13，p38，2006.

6. EU–Q–BLOOD–SOP：Developmemt of European quality management in transfu-

sion medicine. C Seidl, E Schellenberg, L Sobaga, M O'Connell, P van Krimpen, A McMillan Douglas, M Gorham, M Letowska, J de Wit, E Seifried on behalf of the Project's participant. *Transfusion Today*, Volume 69, p8-10, 2006.

7. European best practice in blood transfusion: improvement of quality - related processes in blood establishments. C Seidl, M O'Connell, F Delayney, P van Krimpen, A McMillan Douglas, M Gorham, M Letowska, L Sobaga, J de Wit, E Seifried on behalf of the Project's participant. ISBT Science Series, *Vox Sanguinis*, Volume 2 (1), p143-9, 2007.

8. Seidl C, Cermakova Z, Costello P, Delanay F, McMillan Douglas A, Siegel W, Slopecki A, Sobaga L, De Wit J, Seifried E. Development of Pan-European Standards and criteria for the inspection of blood establishments (Eu-Blood-Inspection)-EuBIS. ISBT Congress Macao, Vox Sanguinis Vol 95 (Supp 1): P525, 249, 2008.

9. Seidl C, Nightingale M, Brixner V, Müller-Kuller T, Costello P, van Galen JP, Sireis W, Sobaga L, deWit J, McMillan Douglas A, Delaney F, Siegel W, Cermakova Z, Seifried E. Blood transfusion in Europe: Differences and communalities leading to pan-European standards and criteria for the inspection of blood establishments. The EuBIS Project. Transfus Med Hemother, 2008.